SOURCE

LA

DOMINIQUE

ARSÉNICO-FERRUGINEUSE, SULFURIQUE

PAR

Le Dr TOURRETTE,

Médecin consultant à Vals,

Auteur du GUIDE PRATIQUE, des ETUDES CLINIQUES, du PARALLÈLE ENTRE LES EAUX DE VALS ET DE VICHY, de VALS ET SES ENVIRONS, de la RÉPONSE A M. DURAND (DE LUNEL), Propriétaire et seul Rédacteur du Journal : VALS ET SES EAUX, etc., etc.

Prix : 1 fr.

AUBENAS

IMPRIMERIE DE LÉOPOLD ESCUDIER.

1868

SOURCE

LA

DOMINIQUE

ARSÉNICO-FERRUGINEUSE, SULFURIQUE

PAR

Le Dr TOURRETTE,

Médecin consultant à Vals, Auteur du GUIDE PRATIQUE, des ETUDES CLINIQUES, du PARALLÈLE ENTRE LES EAUX DE VALS ET DE VICHY, de VALS ET SES ENVIRONS, de la RÉPONSE A M. DURAND (DE LUNEL), Propriétaire et seul Rédacteur du Journal : VALS ET SES EAUX, etc., etc.

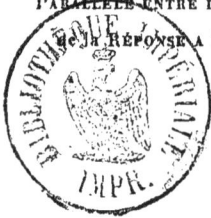

Prix : 1 fr.

AUBENAS

IMPRIMERIE DE Léopold ESCUDIER

1867

AVERTISSEMENT

Je disais en 1853, dans le première édition de mon Guide pratique aux eaux de Vals : Cette source — la Dominique — est peu abondante et nullement alcaline ; son usage immodéré et intempestif a, parfois, donné lieu à quelques accidents. Aussi, ne doit-on boire les eaux de la Dominique qu'avec modération et jamais sans l'avis d'un médecin.

Un jeune pharmacien du plus grand mérite, M. Adolphe Brun, de Montélimar, dans une thèse bien faite, a découvert, au moyen de l'appareil de Marsh, une notable quantité d'arsenic [1], dans les eaux de cette source. Il y a aussi constaté la présence de

---

(1) Quant à la Dominique, nous dirons seulement qu'elle présente des caractères qui ne ressemblent nullement à ceux des autres sources. Elle est aigrelette, et cette acidité est très persistante au papier de tournesol. Si en effet ce papier, après avoir été mis en contact avec cette eau et assez fortement rougi par son action, est aussitôt exposé à l'air, il ne retient pas sa couleur primitive, comme il l'aurait fait s'il eut été soumis à l'influence de l'acide carbonique. La persistance de cette acidité nous a fait soupçonner la présence d'un acide libre autre que l'acide carbonique. Aussi avons-nous procédé scrupuleusement à la recherche de ce corps, dont l'existence n'avait pas été mentionnée, jusqu'à ce jour, dans l'eau de la Dominique. Après avoir fait soigneusement évaporer un demi-litre d'eau dans une capsule lavée à l'eau distillée, nous avons rapproché la liqueur à une consistance sirupeuse qui, traitée par l'alcool absolu, agitée quelques instants, passée à travers un philtre préalablement lavé à l'eau distillée, nous a fourni, par le chlorure de barium, un précipité blanc de sulfate de baryte insoluble dans l'acide azotique concentré.

Afin de confirmer l'exactitude de ce résultat, nous avons voulu employer

l'acide sulfurique libre. Ces deux substances expliquent l'action énergique de cette source et doivent, enfin, faire comprendre aux malades le danger qu'ils courent en se gorgeant de cette eau bienfaisante, alors que le cas est bien indiqué. Aussi, entre les mains d'un médecin habile et expérimenté, les eaux de la Dominique deviennent-elles un moyen héroïque contre certaines maladies graves et anciennes, mais lui seul peut décider de son opportunité et de la quantité qu'il faut en boire.

Elles sont salutaires aux malades atteints de fièvres intermittentes anciennes avec engorgement des viscères, bouffissure de la face, pâleur de la peau, infiltration des extrémités, faiblesse, débilité de l'estomac.

J'ai traité, l'année dernière, avec un succès qui a dépassé de beaucoup mon attente, le lichen, le prurigo, l'eczéma, la teigne furfuracée, chez les enfants débilités par une longue maladie.

Je disais, en 1854, dans la seconde édition de mon GUIDE PRATIQUE : Connaissant toute la sollicitude de l'Empereur, en faveur de nos soldats malades, j'avais résolu de présenter un *Mémoire à consulter* à M. le Ministre de la guerre pour engager ce haut fonctionnaire à créer à Vals une succursale de l'hôpital militaire de Vichy. Les préliminaires de la guerre d'Orient,

---

un autre procédé plus habituellement suivi. Nous avons remplacé l'alcool absolu par l'éther rectifié, et nous avons obtenu les mêmes réactions ; ce qui nous a permis de conclure que l'acidité de la Dominique est produite par l'acide sulfurique libre. Le fer y est contenu à l'état de sulfate.

Poursuivant nos opérations, nous avons voulu soumettre les résidus de cette source qui sont de 0 gr. 623 par litre, à l'appareil de Marsh, pour la recherche de l'arsenic, et nous en avons obtenu un *anneau arsénical*, joint aux autres produits que nous présentons à l'école de pharmacie. L'existence, dans les eaux de la Dominique, de l'acide sulfurique libre et de l'arsenic ne pourrait-elle pas servir à donner l'explication rationnelle des accidents qui accompagnent l'usage immodéré de ces eaux dont la pratique médicale à constaté la grande puissance curative.

guerre qui ne pourra se terminer glorieusement que par de nombreux sacrifices pécuniaires, m'ont paru un obstacle à la réalisation de ce projet que je crois fécond en heureux résultats, non-seulement pour notre brave armée, mais encore pour notre pays.

Aucune eau minérale en France n'est plus salutaire que la nôtre pour la guérison des fièvres intermittentes qui, pendant longtemps, se sont montrées rebelles au quina. Aucune eau aussi n'est plus efficace contre les engorgements du foie et de la rate: affections si communes dans notre armée d'Afrique.

Je disais encore, en 1862, dans la troisième édition de mon GUIDE : Je possède, au point de vue du traitement de plusieurs maladies par nos eaux ferro-arsénicales, quelques faits, peu nombreux à la vérité, mais si surprenants, si en dehors de l'ordinaire, du connu, que je ne me déciderai à les livrer à la publicité que lorsque, par leur nombre, leur authenticité, ils pourront porter dans l'esprit de mes confrères la conviction qui existe déjà dans le mien, tant je crains de provoquer sur la physionomie de quelques-uns ce que Montaigne appelait un léger *ply de Gasgogne.*

Cependant, un poëte n'a-t-il pas dit?

Croire tout découvert est une erreur profonde,
C'est prendre l'horizon pour les bornes du monde.

Pourra-t-on un jour employer l'eau de cette source comme antipériodique contre les névralgies intermittentes, comme un moyen puissant contre certaines maladies de la peau, de la syphilis, des affections cancéreuses, de quelques maladies spino-cérébrales? Je le pense, sans oser l'assurer.

Je fus vivement critiqué pour cette *innovation téméraire, fausse, absurde* même. Ceux qui me blâmaient alors vont aujourd'hui plus loin que je n'étais allé, et attribuent à la Dominique un rôle qu'elle est quelquefois impuissante à jouer.

Un de mes confrères, en réclamant, en revendiquant la *paternité* de la Dominique, commet sciemment une grande injustice à l'égard des docteurs Fabre, Madier, Arnaud, qui employaient de leur temps les eaux de cette source contre toutes les affections à l'endroit desquelles nous les employons aujourd'hui.

En voici une preuve irrécusable: *Ces eaux* (de la Dominique), dit M. Madier, *sont spécifiques contre toutes les fièvres intermittentes, même les plus invétérées, surtout les quartes, et c'est principalement pour guérir ces espèces de maladies que l'on voit chaque année venir à Vals une quantité considérable de personnes qui s'en retournent toujours radicalement délivrées, après un usage de quelques jours. On les donne avec beaucoup de succès dans toutes les maladies chroniques occasionnées par les embarras glaireux de l'estomac et des intestins, ou par le relâchement et les obstructions des glandes de ces viscères. Dans les maladies vermineuses, dans les coliques venteuses, dans les diarrhées sérieuses, dans les gonorrhées simples, les pertes en blanc, dans la suppression des menstrues, dans la cachexie, et généralement dans toute les maladies où il faut évacuer, donner du ton à la fibre, désobstruer les glandes, désopiler les vaisseaux capillaires des intestins, et diviser toute sorte d'humeurs trop visqueuses ou épaisses.*

Après avoir énuméré les maladies qu'on traitait par l'usage des eaux de la Dominique, M. Madier ajoute : *Leur usage n'est point aussi dangereux et à redouter qu'on se l'était persuadé. L'expérience de plusieurs années m'a convaincu qu'elles fatiguaient bien moins, quoique leur effet soit très prompt, que nombre de remèdes plus lents, et bien moins efficaces. Je les ordonne souvent et toujours avec la plus grande satisfaction, et il est rare que mes malades n'en éprouvent pas les effets les plus salutaires. Si quelquefois des personnes ont été exposées à des accidents, c'est qu'elles ont été prises sans précautions.*

MM. Fabre, Madier, Boniface, Arnaud assurent que *ces eaux ont été regardées, depuis qu'elles sont connues, comme un puissant vomitif. On les emploie sur les lieux,* assure M. Madier, *dans les maladies aiguës, à la place des autres émétiques, elles tourmentent beaucoup moins les malades, et leur effet est beaucoup plus puissant.*

J'ai vu guérir, dit M. Arnaud, *des personnes tourmentées de coliques provenant du picotement du ténia ou ver solitaire. Leurs effets sont connus dans les maladies cutanées, l'on peut s'en servir dans les gonorrhées. Leurs bonnes qualités dans les ophtahlmies séches sont également reconnues. Dans le tenesme, la dyssenterie, l'on peut en faire sa boisson ordinaire; je ne dois pas omettre leurs bons effets dans les pâles couleurs. J'ai été témoin des merveilles que la Dominique opère dans les fièvres quartes, entre autres, en l'année 1780, elle procura une parfaite guérison à un Monsieur de Montpellier qui avait cette fièvre depuis environ un an.*

A l'appui de ce qu'il avance, M. Arnaud cite plusieurs observations cliniques concluantes.

Depuis plus de deux cents ans, l'eau de la Dominique a fait ses preuves. Que reste-t-il à faire pour élever cette source au rang suprême qu'elle mérite d'occuper? Il faut la faire connaître dans ses applications; donner des faits qui aient la précision des observations cliniques, qu'on recueille dans les hopitaux. C'est ce que nous avons voulu faire. A nos confrères à décider si nous y avons réussi.

Dr TOURRETTE.

SOURCE

LA DOMINIQUE

Depuis deux siècles et demi, on reconnaît que l'eau de cette source guérit, souvent avec une promptitude qui tient du prodige, les fièvres intermittentes de tous les types et particulièrement les *tiérces* et les *quartes*. C'est, à n'en pas douter, à l'arséniate de fer qu'elle contient, en proportion infiniment heureuse, plutôt qu'au sulfate de fer, comme on le croyait, que cette eau doit sa vertu antipériodique. Ainsi l'expérience et l'observation, ces deux bases fondamentales de toute médecine rationnelle, auraient encore ici, comme dans une infinité d'autres circonstances, devancé la science. En effet, ce n'est qu'en 1851 que M. Brun, pharmacien à Montélimar, par suite de l'analyse qu'il fit de cette eau, sous les yeux du savant et modeste professeur Chevallier, y constata, au moyen de l'appareil de Marsh, la présence de l'arsenic en quantité impondérable, mais dans des proportions infiniment heureuses pour son administration en boisson.

Ce jeune et déjà savant chimiste y constata encore la présence de l'acide sulfurique libre, ainsi que celle du sulfate de fer, en notable quantité.

L'analyse de l'eau de la Dominique, officiellement faite par M. O. Henry, a donné des résultats identiques à ceux qu'y avait découverts ce jeune pharmacien.

La dernière analyse dont la Dominique a été l'objet, devint le sujet d'un rapport lu en séance publique au sein de l'Académie de médecine, le 1er mars 1859.

Au point de vue géologique, rien n'est plus curieux que de voir une source environnée de toutes parts d'eaux alcalines différer complètement de composition avec ces dernières. Elle sort cependant du même terrain feldspathique et granitique, mais sur un point où l'aspect en est rougeâtre et plus pyriteux.

Voici l'analyse pour 1,000 gr. d'eau de la source Dominique.

Acide sulfurique....		Acide sulfurique libre....... 1.30	
— arsénique		Silicate acide...⎫ Sesquioxide	
Sesquioxide de fer ..		Arséniate acide .⎪ de fer...	
Chaux et soude.....	1.74	Phosphate acide.⎬	
Acide silicique	que nous	Sulfate acide............. ⎬ 0.44	
Chlore..........	groupons	— de chaux..........	
Acide phosphorique .	ainsi :	Chlorure de sodium........	
Matière organique...		Matière organique.........	

Dans un passage de son savant rapport, M. O. Henry s'exprimait ainsi :

« Quoique par l'analyse nous ayons trouvé des sels ferriques que nous portons ici, pour assurer qu'ils existent tels primitivement dans l'eau, dissous à la faveur de l'acide (l'on sait toutefois que l'arséniate de fer n'est pas décomposé par l'acide sulfurique affaibli, et ici c'est de l'acide au millième ; il ne doit pas en être autrement, et le silicate de fer doit être dans le même cas), il faut encore quelques expériences, afin de bien constater le fait, comme pour doser d'une manière précise l'arsenic, dont la proportion obtenue, dans un seul essai, a été égale à 0,0031 pour 100 d'eau. En résumé, on voit que l'analyse de la source Dominique exige encore quelques recherches nouvelles pour être définitives. D'après les essais, toutefois, cette eau nous paraît des plus intéressantes au point de vue chimique et elle nous semble mériter une étude sérieuse. »

Aux observations chimiques précédentes du savant rapporteur de l'Académie de médecine, nous devons ajouter une remarque thérapeutique ; c'est qu'il est bien possible que cette présence très singulière de l'acide sulfurique libre, dans une eau renfermant des sels à acides moins énergiques, et qui devraient être chassés de leur combinaison par cet acide puissant, que la présence de cet acide, disons-nous, entre pour quelque chose, peut-être pour beaucoup, dans l'action de l'eau de la Dominique. Ce serait là l'objet d'une étude des plus dignes d'intérêt, car tout est intéressant, au plus haut point, dans la source dont nous nous occupons.

L'eau de cette source est limpide, et l'expérience a démontré qu'elle jouissait du précieux avantage de pouvoir être transportée même à de grandes distances sans éprouver d'altération ; elle est agréable à boire, douceâtre au palais, avec un arrière goût d'acidité : les femmes, les enfants aiment à boire cette eau.

Nous voyons par l'analyse que cette eau contient un excès d'acide sulfurique, c'est là une véritable limonade. Ainsi, les proportions équivalent à un gramme, soit vingt gouttes, dose élévée que la formule ne dépasse jamais ou bien rarement.

Avec les connaissances thérapeutiques que nous possédons depuis les travaux de Fowler, de Biett, de Boudin, etc., on peut déjà prévoir les importantes applications qui ont été faites avec l'eau de la Dominique. L'eau de cette source ne contient que trois millièmes environ d'arséniate par litre d'eau, tandis que M. Boudin a administré communément jusqu'à huit fois cette dose ; mais qu'on ne s'y trompe pas, autre chose est le produit officinal, autre chose est le produit naturel. C'est ici le cas de se rappeler les remarques faites par les plus grands praticiens, que les produits naturels — les eaux minérales notamment — *sont ce qu'ils sont ; qu'ils agissent par l'ensemble de leur composition.* C'est ainsi qu'on peut s'expliquer pourquoi des eaux minérales naturelles, renfermant une très faible quantité de principes qu'on suppose, qu'on doit supposer actifs, guérissent des maladies qui s'étaient montrées rebelles à des doses bien supérieures des mêmes principes administrés sous des combinaisons artificielles. Nous avouons que cette puissance de l'action thérapeutique des eaux minérales nous inspirerait la

plus grande crainte si, au lieu de contenir trois millièmes d'arséniate par litre, la Dominique en contenait vingt-cinq millièmes. Nous confessons que nous n'oserions pas en prescrire
deux verres. Mais avec l'eau telle qu'elle est, nous avons vu,
dans de nombreuses applications, et très conscieusement observé, des malades atteints de fièvres intermittentes rebelles,
portant le cachet le plus prononcé de la cachexie paludéenne,
et qui avaient vainement pris, pendant longtemps, des doses
relativement considérables d'acide arsénieux, guérir en quelques semaines par l'usage de l'eau de la Dominique.

Aujourd'hui, il est pour moi définitivement établi que l'eau
de la Dominique est l'agent thérapeutique le plus énergique,
le plus sûr, le plus héroïque qu'on puisse opposer aux fièvres
intermittentes de tous les types, aux cachexies paludéennes
qui ont résisté aux préparations quiniques et autres.

Beaucoup de médecins, sans nier les vertus fébrifuges des
préparations arsénicales, se méfient de ce moyen si énergique-
ment toxique, et ne l'emploient que bien rarement. Je conçois
cette méfiance; je l'ai éprouvée moi-même quand j'ai été obligé
de me servir de la liqueur de Fowler, de Boudin, ou des pilules de Barthon. Mais ici le malade ne court aucun danger.

Mais les fièvres intermittentes et la cachexie paludéenne ne
sont qu'une forme, qu'une des nombreuses applications de
l'eau de cette source. Toutes les cachexies, toutes les affections
qui ont pour conséquence une débilité chronique, plus ou moins
prononcée, toutes celles qui ont pour cause un épuisement
quelconque, les maladies de la peau, la scrofule, la syphilis,
etc., ont déjà été traitées avec succès par l'eau dont nous nous
occupons en ce moment.

L'action thérapeutique de la Dominique est complexe : sur le
système nerveux et respiratoire, elle est sédative. Elle est tonique, fortifiante, reconstituante antipériodique. C'est de cette
eau que Pleneiz aurait pu dire que seule elle guérit les fièvres
intermittentes, *tutò*, *citò* et *jucundè*.

De l'avis unanime de tous les praticiens, les eaux minérales, qui contiennent de l'arsenic en proportion variable, doivent exercer une action aujourd'hui reconnue.

Ce fut en 1850 que M. Bertrand, fils, à la fois médecin et chimiste distingué, reconnut, pour la première fois, la présence de l'arsenic dans les eaux du Mont-Dore. En 1854, l'illustre Thénard, que le soin de sa santé avait conduit à ces thermes, put s'assurer que non-seulement les eaux de cet établissement, mais que celles de Saint-Nectaire, de Royat, contenaient de l'arséniate de soude à la dose d'un milligramme par litre. La Domique en contient trois!

M. Thénard ne doutait pas que le sel arsénical ne communiquât à ces eaux une puissante action sur l'économie. MM. O. Henry et Lhéritier attribuent toute l'action médicamenteuse des eaux de Plombières à l'arsenic. « L'arsenic, d'après ces chimistes, est la seule substance qui puisse expliquer l'action curative des eaux de Plombières, en dehors des propriétés qu'elles tiennent de leur température, de leur état d'eau et de l'ensemble même de leur composition chimique. »

A bien des esprits le doute, ce doux oreiller, offre un attrait irrésistible. L'incrédulité, d'ailleurs, est un rôle facile. Chercher est pénible, regarder attentivement fatigue les yeux. Mais à l'esprit sérieux et réfléchi, l'étude enseigne la foi.

L'espérance que j'avais conçue, il y a quelques années, d'élargir le cercle des affections qu'on peut traiter avec succès par les eaux de la Dominique s'est réalisée, et le moment de faire connaître les vertus thérapeutiques de cette source est arrivé.

Ire OBSERVATION.

Le nommé G. P. des environs de Tournon (Ardèche), avait contracté en Afrique une fièvre intermittente quotidienne qu'il avait coupée plusieurs fois avec le sulfate de quinine, et qui depuis un an avait reparu et persistait avec une désespérante et invincible ténacité.

À son arrivée à Vals, G. P. offre à notre examen un état cachectique et anémique des plus prononcés : le teint est d'un blanc sale et jaunâtre ; la peau pâle, froide, plissée ; le regard terne, abattu ; les membres inférieurs œdématiés ; langue large, froide, humide ; haleine fétide, parole voilée, appétit nul, digestions lentes et pénibles, constipation habituelle, pouls mou, petit, dépressible ; battements du cœur réguliers, mais à faible impulsion, avec quelques bruits de souffle au premier temps ; essoufflements à la suite du plus petit travail, du plus léger exercice, découragement profond, etc.

Les manifestations fébriles sont irrégulières et anormales, elles paraissent tantôt le matin, tantôt le soir, quelquefois même pendant la nuit, généralement ses accès, qui durent de deux à trois heures, sont principalement caractérisés par un frisson initial peu intense, que suit une réaction accompagnée d'une chaleur sèche et brûlante ou d'une sueur visqueuse, avec céphalalgie, délire, vomissements bilieux. Rarement le frisson initial manque, quelquefois c'est le stade de chaleur qui fait défaut. Le foie et la rate sont hypertrophiés, la cachexie est profonde, évidemment le malade est dans un état grave et même alarmant.

Prescriptions. — Six demi-verres d'eau de la Dominique le matin, et quatre le soir, gargarisme avec la même eau, régime analeptique.

Sous l'influence de ce traitement, ce malade ne tarda pas de se trouver mieux, les forces et l'appétit reparurent, les fonctions digestives, une fois régularisées, tous les autres symptômes morbides de cette grave maladie se dissipèrent d'une manière complète.

IIᵉ OBSERVATION.

M. P. T... est un homme de trente-trois ans, grand, brun, d'une constitution forte, d'un tempérament bilioso-sanguin ; il est arrivé à cet âge sans avoir éprouvé aucune maladie sérieuse.

Depuis deux ans environ, ce malade est atteint d'une fièvre quarte, dont le sulfate de quinine a souvent enrayé la marche, sans avoir jamais pu entièrement la détruire. Les récidives ont été fort nombreuses.

Sous l'influence d'accès fébriles, toujours longs et souvent excessivement pénibles, la santé générale s'est profondément détériorée. A première vue, nous constatons : coloration jaune caractéristique de la face, pâleur des tissus, langueur des fonctions, altération de la nutrition, appétit nul ou bizarre, constipation opiniâtre, lassitudes générales, apathie, tristesse, abattement, sommeil léger, insomnie quelquefois complète, etc., etc.

Tous les mois, et cela sans cause appréciable, le malade est pris, le lendemain de son accès, d'une attaque gastralgique violente, avec crampes, douleurs pulsatives, s'irradiant dans la poitrine et provoquant de nombreux et pénibles vomissements glaireux qui le plongent dans un état d'anéantissement, avec perversion ou exaltation de la sensibilité générale.

M. P. T..., deux jours après son arrivée à Vals, est pris d'un accès fébrile des plus intenses. Appelé près du malade, je constate : frisson prolongé avec pâleur, altération des traits, excavation des yeux, physionomie presque cholérique, puis, chaleur considérable, sueur abondante, vomissements fréquents, pénibles, que renouvellent obstinément l'ingestion de la plus petite quantité de boisson. Cet accès dure douze heures, et jette le malade dans un état complet de faiblesse.

Justement effrayé de la violence de l'accès dont je venais d'être témoin, je résolus d'arrêter ou d'amoindrir l'accès suivant. A cet effet, j'ordonnai un demi-gramme de sulfate de quinine à prendre la veille du jour de l'accès que le malade attendait avec crainte. Ce moyen réussit à souhait. Alors je mis le malade à l'usage de l'eau de la Dominique à faible dose, mais à dose progressive; je lui prescrivis aussi cette eau en boisson au repas, coupée avec le vin, et lui conseillai de s'en servir soir et matin en lavements.

Sous la double influence de cette eau en boisson et en lavements, le malade n'eut qu'un accès de peu de durée et sans souffrances. A compter de ce jour, la santé va se rétablissant : on peut constater un faible retour vers l'appétit, le sommeil et le calme.

Au quinzième jour, l'appétit est vif, tous les aliments indistinctement sont digérés, la constipation est vaincue, le sommeil est bon et réparateur; les forces sont revenues.

Sous l'influence des eaux de la Dominique, employées avec prudence pendant encore six jours, l'innervation générale et la nutrition se relevèrent et s'harmonisèrent merveilleusement, et le malade put constater une amélioration qui pour moi, comme pour lui, équivalait à une guérison complète et qui ne s'est pas démentie depuis.

IIIᵉ OBSERVATION.

En 1857, M. le docteur Bonnet, de Lyon, d'illustre et regrettable mémoire, m'adressa un jeune homme du département de l'Ain, avec les indications suivantes : Toux, palpitations, gastralgie, névralgie spermatique, pertes séminales involontaires. Il y a lieu de supposer chez ce jeune homme des habitudes vicieuses.

Ce malade est âgé de dix-neuf ans, sa taille est élevée, sa constitution faible, son tempérament bilieux, son caractère triste; il est naturellement timide et taciturne; il aime et recherche la solitude et se sent peu de goût pour l'étude. Aux diverses questions, qui tendent à lui arracher les causes de ses souffrances, il répond avec hésitation et embarras, mais toujours d'une manière évasive.

Etat du malade. — A première vue, ce jeune homme semble épuisé par une longue et douloureuse maladie, la peau de la face présente une coloration d'un blanc jaunâtre qu'on observe chez les individus atteints de cachexie cancéreuse; le regard est éteint, honteux, la peau du corps est jaunâtre, sèche, écailleuse, froide; la marche est lente, incertaine, paresseuse, etc.

Pratiquées avec soin, l'auscultation et la percussion du thorax ne nous donnent que des signes négatifs. Les palpitations du cœur et des vaisseaux du cou sont simplement nerveuses, et ne donnent lieu à aucun bruit anormal. Cependant le malade avoue qu'il éprouve quelques quintes de toux sèche, saccadée; qu'il ressent des palpitations, et qu'il s'essouffle facilement.

De l'aveu du malade, l'appétit est peu prononcé et excessivement capricieux, les digestions sont lentes, pénibles, quelquefois même très douloureuses, avec crampes; le ventre se ballonne souvent; la constipation est habituelle. Une ou deux fois par nuit, il éprouve un mouvement d'agitation, quelquefois de fièvre, qui se termine, au bout de vingt à quarante minutes, par une sueur profuse, plus ou moins abondante.

Le malade éprouve une névralgie spermatique intermittente. Elle est excessivement douloureuse; du testicule et de l'épidydime, elle s'irradie à la vessie, à l'urètre, et provoque de fréquents et cuisants besoins d'uriner.

Des pertes séminales se produisent généralement la nuit, sans érections, par la défacation, par la miction.

Je mis ce malade à l'usage de l'eau de la Dominique, à doses assez élevées, je lui ordonnai un bain tous les deux jours.

Sous l'influence de ce traitement, aidé d'un bon régime, la santé générale de ce jeune malade s'améliora d'une manière étonnante : la toux, les palpitations, les essoufflements disparurent, l'appétit se fit sentir, il devint bon et complaisant, les digestions se régularisèrent, les idées noires firent place à de riantes pensées, le malade devint sociable, communicatif, et quand il nous quitta, la névralgie avait cessé, et les pertes séminales involontaires tellement peu abondantes, qu'il était presque inutile d'en parler.

IVᵉ OBSERVATION

Très honoré confrère,

J'ai l'honneur de vous adresser Madame L..., âgée de quarante-cinq ans, arrivée depuis deux ans à l'âge critique et atteinte d'une dyspepsie compliquée de *fièvre névralgique intermittente.*

La nutrition se faisant imparfaitement, en raison de la mauvaise digestion des aliments, cette dame s'est affaiblie considérablement en même temps qu'elle a perdu son embonpoint, et est devenue chloro-anémique : conséquence inévitable.

Je conseille, pour combattre ces accidents, de profiter de la belle saison, pour faire un traitement aux eaux de Vals. Je considère ces eaux comme éminemment utiles, soit pour rétablir la digestion normale, soit pour combattre définitivement la fièvre intermittente en terminant la cure thermale par la source Dominique.

Dr S...

Madame L... est grande, forte, bien constituée, mais d'une grande maigreur. Depuis deux ans qu'elle a cessé d'être réglée, elle est de temps en temps atteinte de douleurs mobiles en plusieurs points. Ces douleurs tantôt remittentes, tantôt intermittentes, offrent souvent deux paroxismes, un le matin et l'autre le soir : celui du matin est peu considérable, mais celui du soir oblige la malade à garder le lit pendant quatre à cinq heures.

L'intensité, la prolongation des souffrances et peut-être aussi l'abus du sulfate de quinine et des calmants, ont fini par altérer profondément la santé générale. Les fonctions digestives surtout sont dans un état d'atonie prononcé, l'appétit est perdu, la constipation opiniâtre et ne cède qu'à l'emploi réitéré des lavements. Le caractère de la malade est, surtout pendant les paroxismes, sombre et bizarre, etc.

Je prescris l'eau de la Dominique en boisson, en lavements, matin et soir, mêlée au vin aux deux repas ; j'ordonne un bain minéral ; régime fortifiant ; insolation ; exercice ; frictions sur tout le corps avec une brosse.

Sous l'influence de ce traitement, ponctuellement suivi pendant huit jours, les paroxismes s'atténuent et disparaissent au point que la malade n'est plus obligée de garder le lit, et sont définitivement supprimés au quinzième jour du traitement. La malade reprend un peu d'appétit et digère parfaite-

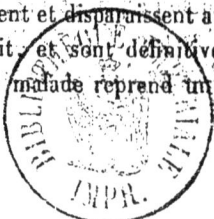

ment; la constipation, est vaincue; le sommeil reparait et le calme avec lui; bref, au vingtième jour du traitement, l'appétit est vif et soutenu, un sentiment de force et de bien-être s'est manifesté, la santé est rétablie, et est restée rétablie.

Ve OBSERVATION.

Un cultivateur du département du Gard, amena à Vals, la saison thermale dernière, une petite fille âgée de huit ans, presque rachitique, qui depuis un an était atteinte d'une fièvre intermittente tierce, dont on n'avait pu la débarrasser complètement.

J'observe les symptômes suivants : peau froide et décolorée, bouffissure de la face, teinte ictérique, infiltration des membres inférieurs jusqu'à mi-cuisse, conservant une dépression assez forte sous la pression des doigts; appétit peu prononcé; sommeil lourd, peu réparateur, pouls faible, le ventre est indolent, le foie et la rate sont évidemment hyperthrophiés, les urines sont légèrement albumineuses.

Sous l'influence de l'eau de la Dominique en boisson, les accès, devenus de plus en plus faibles, ne reparaissent plus au quinzième jour du traitement, au vingt-unième, le rétablissement se prononce. Toutes les fonctions sont normales; l'appétit est revenu; les digestions sont bonnes; le sommeil est parfait, le teint se colore; le foie, la rate semblent rentrer dans leur état normal; enfin le rétablissement me parait complet et il l'est. En effet, j'ai appris depuis peu qu'il a été durable.

VIe OBSERVATION.

M. le curé de Besouce (Gard) fut guéri, en 1860, en buvant pendant un mois entier l'eau de la Dominique, d'une fièvre intermittente tierce qu'il avait contractée, en 1842, dans les Marais-Pontins (Etats de l'Eglise), et dont il n'avait pu se débarrasser dans dix-huit ans.

VIIe OBSERVATION.

Une dame de Tarascon (Bouches-du-Rhône) aussi distinguée par sa beauté et sa grâce que par l'élévation de son esprit et l'aménité de son caractère, me fut adressée la saison dernière par M. le Dr Béchet, d'Avignon. Cette intéressante malade trouva, dans l'usage de l'eau de la Dominique une grande amélioration à des accidents névropatiques intermittents d'une violence inouïe, et dont chaque retour la jetait dans un état de souffrances qu'on ne peut décrire.

VIIIᵉ OBSERVATION.

Un savant et très honorable pasteur protestant, M. Brunel, et sa fille, jeune et intéressante personne, trouvèrent, il y a quatre ans, dans l'emploi de l'eau de la Dominique, un remède souverain, radical, aux accès d'une fièvre intermittente qui avait, pendant plus de dix-huit mois, résisté opiniâtrement à toutes les préparations quiniques et autres qu'on leur avait opposées.

REMARQUES.

Nous avons beaucoup écrit depuis quelques années; toute la presse médicale de France nous a prêté un bienveillant concours. Nous avons disserté sur l'emploi thérapeutique des préparations arsénicales; nous pourrions encore le faire ici, mais il nous suffira de rappeler que dans leurs travaux MM. Boudin, Masselot, Millet, Brétonneau, Teyssier, Rodet de Lyon, Lemaître, Fuster, Vaulpré, Isnard, Frémis, Sistach, Moutard-Martin, Vérignon, Trousseau, Pidoux, etc., etc., ont, depuis vingt-cinq ans, prouvé d'une manière irrécusable que les préparations arsénicales étaient un moyen *héroïque* contre les fièvres intermittentes et les névralgies périodiques qui avaient résisté à plusieurs traitements par les préparations quiniques ou autres.

Ici, le point vraiment essentiel est de connaître le moment le plus favorable pour l'administration de ce moyen héroïque. Et d'abord, l'arsenic est-il un antipériodique? Je ne hasarderai aucune explication à cet égard. On n'explique pas tout dans la pratique de la médecine. Me tenant simplement à ce qui est du domaine de l'observation, je ferai remarquer que nos eaux ferro-arsénicales possèdent une puissante action, une action réellement héroïque contre les maladies périodiques anciennes, récidivées, invétérées, rebelles. Ce que je puis affirmer, c'est que je les ai vues, presque toujours, réussir dans les cas où le sulfate de quinine s'était constamment montré impuissant.

Il résulte, de mon observation propre, que la quinine est supérieure à l'arsenic dans toutes les affections périodiques aiguës, de première invasion ou peu anciennes, surtout si elles n'ont pas produit sur l'organisme une atteinte profonde [1], tandis que l'arsenic est un moyen supérieur au sulfate de quinine dans les affections périodiques très anciennes, avec manifestations intermittentes plus ou moins éloignées, alors que les malades sont depuis longtemps sous l'influence d'une cachexie avancée. Donc, aux affections récentes réellement périodiques, le sulfate de quinine, par contre, aux affections anciennes ou rebelles au quina, l'arsenic.

Il arrive quelquefois, on pourrait même dire souvent, que l'emploi de nos eaux ferro-arsénicales renouvelle un accès de fièvre qu'on pourrait prendre pour un retour de fièvre intermittente. Dans la majorité des cas, c'est un accès critique, un accès d'élimination, qui a pour but de débarrasser l'économie. Ce genre d'accès peut survenir quand le malade va déjà beaucoup mieux; le frisson manque ou il est peu prononcé, il est accompagné d'une diaphorèse de bonne nature, et jamais il ne réclame l'usage des antipériodiques.

Les eaux de la Dominique seront donc employées plus particulièrement dans les maladies périodiques très anciennes, nonseulement pour suspendre des accès existants, mais encore pour

---

(1) Chez les sujets qui ont éprouvé plusieurs rechutes, une sorte d'accoutumance rend l'organisme impassible à l'action de la quinine. C'est en vain que l'on augmente les doses, l'ébriété quinique se manifeste, mais l'accès n'en revient pas moins; c'est dans ces cas que les eaux de la Dominique réussissent admirablement.

en prévenir le retour. Dans ces cas, leur supériorité sur le sulfate de quinine est, selon moi, incontestablement acquise. Elles sont mieux supportées et plus rarement suivies de symptômes d'intolérance.

Nos eaux ferro-arsénicales non-seulement arrêtent les accès fébriles, calment les névropathies, mais elles réveillent les fonctions digestives, stimulent les forces et donnent à la peau sa coloration naturelle. Elles sont donc *antipériodiques, toniques, reconstituantes, sédatives;* elles sont, je le répète à dessein, le spécifique des maladies périodiques anciennes et récidives, comme le sulfate de quinine est le spécifique des affections périodiques récentes.

Un de nos confrères, le Dr Almès, dit : « Nous avons dans les pays marécageux des malades chez lesquels la fièvre revient à un intervalle d'un ou plusieurs septenaires pendant un an, deux ans et plus, et cela malgré la quinine prise à chaque retour des accès et même préventivement, et aidée du vin de quina, et d'autres toniques amers. Eh bien ! *le seul remède qui puisse guérir ces fièvres-là, c'est l'arsenic.* »

« Un fait acquis, dit M. Frémis, c'est qu'il est des fièvres intermittentes qui ne guérissent pas par le sulfate de quinine, ou qui, si elles guérissent temporairement ne tardent pas à récidiver et se montrent réfractaires aux préparations de quinquina. »

M. Vaulpré assure que : « Dans les fièvres intermittentes qui ont récidivé plusieurs fois, l'arsenic a une grande efficacité. »

M. Teyssier, de Lyon, affirme qu'un malade à qui le sulfate de quinine avait causé des douleurs d'estomac revint à un état de santé florissant en usant de l'arsenic, et que les fonctions digestives s'activèrent prodigieusement. Ce célèbre et habile praticien cite encore deux autres cas de fièvres d'Afrique, « sursaturés de quina et de son sulfate » et guéris par l'arsenic.

J'ai pu observer que presque tous les malades que nos confrères nous adressaient, dans l'intention de leur faire prendre les eaux de la Dominique, présentaient des signes plus ou moins prononcés d'anémie globulaire, tels que : décoloration de la peau, plénitude avec mollesse du pouls, bruits artériels, névropathies nombreuses et variées, etc. Chez tous ces malades les fonctions digestives sont depuis longtemps affaiblies, et manquent de la stimulation nécessaire à l'accomplissement régulier de la nutrition et de l'assimilation. Sous l'influence de l'eau de la Dominique, l'appétit se prononce, les forces digestives augmentent, le teint se colore, on se sent plus gai, plus dispos, une sorte d'embonpoint fait place à la maigreur, et l'espoir d'une guérison prochaine et radicale vient ranimer les malades.

Nous avons constaté que si la santé générale s'améliorait sous l'influence de l'eau de la Dominique, rarement les engorgements de la rate et du foie participaient à cette amélioration. Cette observation a été faite à Vichy par tous les praticiens. « Il est à remarquer, dit M. Prunelle, *dans ses notes inédites*, que dans les engorgements du foie ou des autres organes, on ne voit l'engorgement lui-même se dissiper qu'après le retour des forces.

J'ai vu, observe M. Durand-Fardel, un certain nombre de malades revenir à Vichy l'année suivante après une cure, rapportant, l'un sa rate, l'autre son foie, aussi gros qu'auparavant, celui-ci des vomissements aussi fréquents, celui-là un pyrosis aussi douloureux. Mais savez-vous ce que je constatais? Leurs digestions se faisaient mieux, leur peau s'écrétait davantage, et surtout leurs forces avaient reparu.

M. Prunelle, dont j'aime à citer la manière de voir, toujours frappée au coin du savoir, de la bonne foi et de l'expérience, avait observé que les engorgements de la rate, si nombreux à Vichy dans la population indigente qui s'y presse, ne présentait presque jamais de diminution sensible, mais que les digestions du malade se rétablissaient. On les abreuvait de bicarbonate de soude, et leur rate ne se disssolvait pas. Depuis la découverte du puits Lardy, on obtient des résultats beaucoup plus satisfaisants quant au retour de la rate vers son volume normal.

Nous assistons toutes les saisons à ce dernier ordre de faits. Voici quelle est notre pratique dans ces circonstances :

Aussitôt que l'appétit s'est prononcé, qu'il peut être satisfait sans péril, que les forces générales sont revenues, que les accès n'ont plus lieu, etc., nous faisons suspendre l'eau de la Dominique, et nous prescrivons celle de la Rigolette. Sous l'influence de cette eau, si éminemment alcaline et ferro-manganique, nous voyons les engorgements du foie et de la rate diminuer de volume et tendre évidemment à rentrer dans leur volume normal.

Cependant, avec notre savant et illustre confrère Durand-Fardel, nous ferons observer qu'il ne faut guère compter sur la résolution complète d'engorgements anciens et volumineux du foie et de la rate : on ne voit disparaître en général que les engorgements peu considérables et durant tout au plus depuis quelques années ; mais on obtient quelquefois, pour les premiers un certain degré de diminution.

D'après ce que nous venons d'exposer, les médecins qui nous feront l'honneur de nous lire conviendront que les personnes atteintes de maladies intermittentes ou d'affections qui en sont les résultats, trouveront dans notre station de plus grandes, de plus puissantes ressources que celles que leur offre Vichy. Là est, là sera le plus grand triomphe de notre station.

Ainsi, Vals peut aujourd'hui, beaucoup mieux que Vichy, appeler et guérir tous les malades atteints de fièvres intermittentes palustres et toutes les affections que les accès ont pu entraîner à leur suite.

MALADIES GÉNÉRALES

ANÉMIE — CHLOROSE — CHLORO-ANÉMIE

Les eaux ferro-manganiques (RIGOLETTE, CHLOÉ) et ferro-arsénicale (DOMINIQUE), de Vals jouissent, depuis de longues années, d'une incontestable efficacité dans la chlorose. Ce mot, assurent Pétrequin et Socquet, réveille presque involontairement dans l'esprit du praticien l'idée de médication ferrugineuse. « Si la chlorose domine la pathologie de la femme, d'un autre côté, le fer domine la thérapeutique de la chlorose. (TROUSSEAU ET PIDOUX). » Pour tous les médecins, en effet, le fer est aujourd'hui la panacée des maladies chloro-anémiques ; mais seul il ne guérit pas toujours.

« Il faut dire aussi (parce que c'est une vérité que l'on comprend en vieillissant dans la pratique) que le fer, après avoir amendé rapidement les accidents les plus graves de la chlorose, devient quelquefois tout-à-coup impuissant, et nous laisse désormais en présence d'une maladie qu'il semble dominer en général avec tant de facilité. »

« Ce qui fait défaut à l'organisme, ce n'est pas le fer qu'il est toujours facile d'introduire en quantité très suffisante par l'alimentation, c'est la faculté d'assimiler ; c'est là ce qui frappe si souvent d'impuissance toute médication ferrugineuse. (TROUSSEAU ET PIDOUX). » Cela est si vrai que Hoffmann, Gardien, Halmilton, Broussais et toute son école, et tout récemment M. Beau, etc., frappés de la fréquence des troubles gastriques chez les chlorotiques, en ont fait le point de départ de la chlorose. C'est dans ces circonstances, qui sont loin d'être rares, que nos eaux ferro-manganiques et ferro-arsénicales peuvent rendre les plus grands services, en augmentant la faculté digestive, en rappelant à son état normal l'appétit perverti, en un mot, en favorisant la faculté d'assimiler. M. Roubaud, si bon juge ici, a donc raison de dire que dans le traitement de la chlorose, la principale, la première indication à remplir, consiste à faire manger et à faire digérer les malades.

Cette faculté d'assimilation, nos eaux la possèdent à un haut degré ; elles la doivent à l'heureuse association du fer, du manganèse, du bicarbonate de soude, de chaux, de magnésie et autres substances qui les minéralisent et qui contribuent puissamment à l'assimilation des principes martiaux. Ce sont ces principes qui font que nos eaux n'ont pas les caractères débilitants signalés si souvent et par tant d'écrivains dans les eaux de Vichy.

J'ai constamment observé que sous l'influence de l'eau de la Rigolette, de la Dominique, employée avec constance, avec persévérance, les chloro-anémiques ne tardent pas à se sentir plus alertes, plus vives, plus gaies, plus fortes et surtout moins frileuses ; leur appétit renaît, leur teint se colore, l'embonpoint se prononce. Alors une rénovation complète s'opère dans toute l'économie avec une facilité qui tient quelquefois du merveilleux. C'est dans les affections chloro-anémiques, simples ou compliquées, que nos eaux ont une supériorité incontestable et incontestée sur celles de Vichy.

L'arsenic et le fer exercent une influence considérable sur la chlorose. Tous deux la guérissent, mais par des moyens différents, dépendant de propriétés spéciales.

L'un et l'autre agissent sur le système nerveux. L'arsenic est essentiellement tonique – névrothénique, son action plus étendue, plus universelle, porte sur l'innervation tout entière.

Le fer est essentiellement tonique – reconstituant ; il agit particulièrement sur l'innervation nutritive, sur la sanguification, sur l'assimilation.

Comment procèdent-ils dans la chlorose ? Je veux surtout parler de la chlorose achevée, propre à la jeune fille, de celle qui, presque toujours, est compliquée de troubles nerveux.

« L'arsenic, par ses propriétés toniques et régulatrices sur l'innervation générale, calme d'abord les névropathies et relève bientôt après les fonctions digestives et assimilatrices elles-mêmes. Il met en jeu toutes les aptitudes à la fois et communique à l'économie entière une stimulation douce, profonde, continue.

Evidemment, la sanguification participe aussi à ce bien-être universel, et le liquide qu'elle est chargée d'élaborer devient plus riche en globules, plus plastique qu'il n'était auparavant.

Le fer, au contraire, agit directement sur la nutrition, et secondairement sur l'innervation générale; tout s'enchaine dans l'organisme; le réveil et le rétablissement d'une fonction appellent le réveil et le rétablissement de toutes les autres : après avoir opéré la reconstitution du sang et favorisé l'assimilation, il calme donc les troubles nerveux engendrés par la chlorose.

En deux mots, l'arsenic, médicament spécial de l'état nerveux, a une action immédiate sur les névropathies de la chlorose, et secondaire sur la chlorose elle-même; le fer, médicament spécial de la chlorose, agit primitivement sur elles et consécutivement sur les accidents névropathiques (ISNARD). »

On ne saurait mieux dire et en meilleurs termes.

Oui, c'est parce que le fer et l'arsenic que contient l'eau de la Dominique, s'y trouvent associés dans des proportions relatives qui ne sauraient être plus convenablement établies, et qu'on dirait avoir été calculées d'avance, pour obtenir les meilleurs effets possibles, que la station de Vals a le droit de réclamer pour elle *seule* toutes les affections chloro-anémiques qui ont résisté avec une invincible opiniâtreté à toutes les préparations ferrugineuses et autres; c'est dans le traitement de ces affections que notre station n'a pas de rivale, non-seulement en France, mais en Europe.

ANÉMIE

L'anémie est la diminution des globules rouges du sang.

C'est la véritable aglobulie (¹). Dans cette affection, toujours secondaire (à part qu'elle ne se montre chez les ouvriers qui travaillent dans les mines et et particulièrement dans les mines de houille), le sang est appauvri, moins riche.

Les causes qui peuvent occasionner cet appauvrissement, cette déglobulisation, cette déferrugination du sang sont nombreuses. Voici les principales : hémorragies abondantes, longues, souvent répétées, abus des émissions sanguines, allaitement prolongé, nourriture mauvaise ou insuffisante, défaut d'insolation, d'aération, de mouvement, peines morales vives, concentrées, les chagrins profonds, les maladies graves et longues des organes de la digestion, de la réproduction, les convalescences longues et pénibles, etc.

La décoloration de la peau et des muqueuses, un état général de faiblesse, de lassitude, d'affaissement, d'allanguissement marqué de toutes les fonctions de l'économie, sont les symptômes morbides qui caractérisent l'anémie.

D'après M. Becquerel, l'anémie est une aglobulie pure et simple, tandis que la chlorose, avec laquelle on peut la confondre, est essentiellement une névrose dans laquelle la diminution des globules rouges du sang, bien que très fréquente, n'est pas constante, ou tout au moins, ne constitue pas, comme dans l'anémie, le seul élément, toute la maladie. L'anémie est une affections de tous les âges, de tous les sexes, la chlorose attaque de préférence les jeunes femmes et les jeunes filles, les

---

(1) Les chimistes qui ont analysé le sang, ont trouvé dans un litre de ce liquide, à l'état normal, que le chiffre des globules oscillait entre 120 et 140 chez l'homme, et entre 120 et 127 chez la femme. L'abaissement de ce nombre à 113 et même à 100 n'est pas incompatible avec l'état de santé, quoiqu'il se lie souvent à des troubles morbides, et particulièrement au commencement de la chlorose. C'est le chiffre de 80 qu'on doit regarder comme la limite où le vice du sang commence à être décidément morbide par lui-même. Le mal est plus grand encore si les globules tombent à 60 et à 50.

symptômes nerveux sont fréquents dans la chlorose, ils sont exceptionnels dans l'anémie, la chlorose se produit avec lenteur et persiste souvent avec ténacité; l'anémie se fait presque toujours d'emblée et a une marche plus franche et plus décidée; elle guérit souvent en peu de jours par cela seul que les anémiques portent en eux l'aptitude de la reconstitution, faculté qu'on ne trouve pas chez les chlorotiques. En effet, ce qui contribue à la persistance de la chlorse, c'est la dyspepsie qui l'accompagne et qui nuit singulièrement à la nutrition des malades, et empêche que le fer ne soit supporté.

C'est pour rester dans la vérité des faits et de l'observation que nous venons de donner les signes différentiels de l'anémie et de la chlorose, bien que l'une et l'autre rentrent dans la spécialité des eaux de Vals.

CHLOROSE

Chez les chlorotiques, la peau est d'une couleur blanchâtre, jaunâtre, verdâtre; la conjonctive est d'une blancheur mêlée à une teinte transparente qui donne aux yeux de ces intéressantes malades une expression de langueur et de tristesse toute particulière; le cœur bat tumultueusement; il n'est pas même rare d'observer, à la suite d'émotions vives, des palpitations, des étouffements, des défaillances, des lipothymies, les pulsations des carotides s'aperçoivent à distance et font entendre des bruits anormaux qu'on désigne sous le nom de soufflet, de diable, de bruits musicaux, toujours plus effrayants que dangereux: la menstruation est presque toujours profondément troublée, les règles ne peuvent paraître, paraissent à peine, sont difficiles, douloureuses (si vives quelquefois qu'elles produisent des contractions utérines, des tranchées que les chlorotiques redoutent à l'égal d'un accouchement laborieux), se suppriment, reviennent d'une manière irrégulière pour cesser et ne plus reparaître. Les chlorotiques sont frileuses, engourdies et comme

inanimées, leur démarche est lente, pénible, par suite du relâchement, de l'atrophie des muscles de la vie de relation;
elles soupirent, pleurent involontairement et sans motif; leur
sommeil est nul ou troublé par des craintes chimériques pleines
d'effroi; elles éprouvent des étourdissements, des serrements
de tête, des pertes de mémoire, leur caractère est triste, volon-
taire, capricieux, inconstant, bizarre, susceptible, d'une irritabilité extrême; il se modifie de façon à perdre toute sociabi-
lité; les peines légères de la vie s'élèvent souvent aux proportions d'un malheur; constamment préoccupées de leur état,
elles tombent dans le découragement, la tristesse, la mélanco-
lie; elles sont assiégées d'idées incohérentes; elles se croient
exposées à des dangers qui n'existent que dans leur imagination, et il n'est pas rare d'en rencontrer qui avouent avoir
éprouvé des idées de suicide. [1] C'est un long et douloureux
martyre.

La chlorose ne se présente pas toujours avec cet effrayant
cortége d'accidents. Quant elle s'offre à l'état de simplicité abso-
lue, c'est-à-dire quant on n'observe que de la pâleur générale,
quelques palpitations du cœur et des carotides, un état de
langueur, un sentiment de lassitude, de fatigue, une grande
répugnance au mouvement, quelques inégalités dans le caractère etc., nos eaux sont merveilleusement utiles, mais, malheureusement trop souvent la chlorose a perdu ce cachet de
simplicité quand on se décide à consulter un médecin. Déjà
l'appareil digestif des chlorotiques est le théâtre de troubles
plus ou moins marqués. En effet, on peut observer chez les
chlorotiques la diminution, la perte, la dépravation de l'appétit. Dans ces cas, très communs, l'appareil digestif doit, avant
tout, solliciter l'attention du médecin. Cela est si vrai que Hoff-

---

(1) Quelquefois la chlorose, à cause de son action sur le système nerveux
et en particulier sur l'encéphale, fait de la vie un fardeau dont les malades
cherchent à se débarrasser. (BRIÈRE DE BOISMONT.)

mann, Gardien, Hamilton, Broussais et son école, etc., et tout récemment M. Beau, frappés de la fréquence des troubles gastriques chez les chlorotiques, en ont fait le point de départ de la chlorose. C'est encore dans ces nombreuses circonstances que nos eaux acidules gazeuses, bicarbonatées sodiques d'abord, puis les ferro-manganiques et les ferro-arsénicales peuvent rendre de grands services, en augmentant la faculté digestive, en rappelant à son état normal l'appétit perverti, en un mot, en favorisant la faculté d'assimiler.

M. Roubaud a donc raison de dire que dans le traitement de la chlorose, la principale, la première indication à remplir consiste à faire manger et à faire digérer les malades. Ainsi, le premier effet à obtenir dans la médication hydro-minérale doit être, et est bien réellement, le réveil de l'appétit, puis une fois la fonction digestive régularisée, l'assimilation et la nutrition s'accomplissent, et sous l'influence d'une radiation solaire, d'une alimentation prolongée, la reconstitution du fluide sanguin s'opère d'une manière favorable, et souvent même d'une façon inattendue. Alors tous les accidents que nous avons signalés, quelques variés, quelques multiples qu'ils soient, guérissent ou s'amendent, et les palpitations violentes qui inspiraient des craintes sérieuses, cessent au grand contentement des malades qui se croyaient atteintes d'affections chroniques du cœur.

La chlorose existe encore sous l'influence d'une affection utérine et principalement de la difficulté des règles. Celles-ci sont précédées de douleurs violentes dans les reins, de coliques, de vomissements, de défaillances; à cette époque l'utérus agit simpathyquement sur le cerveau et y détermine des douleurs, des bourdonnements, des vertiges; à son tour le cerveau excité réagit vivement sur l'utérus; c'est un cercle vicieux qui jette les chlorotiques dans un état de surexcitabilité nerveuse des plus pénibles. On comprend qu'alors le traitement doit être complexe. Aussi, soit, comme nous venons de le voir, que l'utérus éprouve une certaine difficulté à s'emparer des nouvelles fonctions qui vont bientôt dominer la vie de la femme, soit que plus tard, sous l'influence de causes particulières, ces mêmes fonctions viennent à être troublées, l'action immédiate de cette impuissance, de ce trouble, se fait sentir sur la portion du système nerveux ganglionaire avec laquelle la vie utérine se trouve intimement liée, nos eaux jouissent-elles encore d'une efficacité remarquable, en remédiant aux accidents auxquels ces affections peuvent donner lieu, et même en guérissant ces mêmes affections presque toujours tributaires de nos eaux, quand elles ne se compliquent pas d'une altération organique, auquel cas, nos eaux sont contre-indiquées.

Quelques rares médecins, oublieux des signes stéthoscopiques si propres à faire cesser l'incertitude du praticien, dirigent à tort vers notre établissement thermal des chlorotiques menacés de phthisie pulmonaire, qui est une des plus fréquentes et des plus redoutables maladies auxquelles l'affection chlorotique puisse donner naissance. Il n'est malheureusement plus permis aujourd'hui de douter que la tuberculose latente ne prenne, sous l'influence de l'action de nos eaux, un rapide essor, sans doute à cause de la modification que le fer apporte dans la composition du sang. Toutes les fois donc qu'on m'adressera des chlorotiques, ce ne sera qu'après un examen minutieux des organes thoraciques. Si l'exploration attentive de ces organes ne fait constater aucune lésion appréciable, on ne doit pas craindre de nous les envoyer, quand bien même ces malades éprouveraient des palpitations, de la toux, de la dyspnée, du dévoiement, des sueurs mêmes.

Sous l'influence de nos eaux ferro-manganiques et ferro-arsénicales, employées sous toutes les formes, j'ai vu bien des fois des chlorotiques, des anémiques, qui semblaient dévorés par une fièvre lente, renaître à la vie comme par enchantement. Ainsi, le succès est presque certain si la chlorose ou la chloro-anémie sont survenues subitement, à la suite de grandes pertes sanguines, d'allaitements prolongés, d'une nourriture insuffisante ou mauvaise, etc.; il l'est encore si ces affections déprimantes atteignent une jeune fille, surtout si la jeune malade n'a pas eu d'engorgements scrofuleux, si elle n'a jamais craché le sang, si elle ne procède pas de parents tuberculeux, etc. Si, au contraire, la chlorose atteint une malade de vingt-cinq à trente-cinq ans, il faut employer nos eaux avec la plus grande circonspection, parce qu'à cette époque, comme le fait souvent observer M. Trousseau dans ses leçons orales, cette maladie offre quelque chose d'insidieux. Si la chlorotique a craché du sang, si au bout de dix à douze jours je ne constate pas une amélioration marquée, je la renvoie impitoyablement.

J'ai pu m'assurer, par des observations aussi nombreuses que concluantes, que nos eaux ont contre les affections chloro-anémiques une efficacité qu'on pourrait appeler souveraine, si ce n'était la difficulté grande de leur application. En effet, c'est tantôt à l'eau en boisson, aux bains, aux douches, aux lotions, aux affusions, aux immersions, tantôt aux injections, aux lavements, aux ablutions, aux frictions qu'il faut avoir recours; souvent même il faut employer simultanément ou tour à tour, presque tous ces procédés hydriatiques pour vaincre la résistance qu'opposent, d'une manière si opiniâtre, les accidents nombreux, toujours bizarres, quelquefois insaisissables auxquels donnent lieu les affections chloro-anémiques. Il est aujourd'hui pour moi reconnu que la douche, avec percussion énergique, est le moyen le plus puissant qu'on puisse employer contre les affections qui nous occupent. M. Fleury avoue qu'il préférerait renoncer à faire de l'hydrothérapie plutôt que de confier à des mains mercenaires et vénales, inhabiles et inintelligentes la direction de ce moyen qu'il regarde comme le plus énergique. Je pense aussi qu'un médecin réellement digne de ce nom n'a pas besoin de se voiler la face, de prendre une haire, de ceindre ses reins d'un cilice pour doucher une femme, serait-elle mi-nue. Ici, l'austère dignité de la véritable science doit couvrir de son égide la chaste résignation de la véritable pudeur.

Après la douche, ce sont les frictions alcalines qui m'ont donné les meilleurs résultats. En effet, qu'on réfléchisse un instant au rôle important que joue la peau dans le développement des maladies et surtout dans les affections chloro-anémiques dans lesquelles elle est constamment pâle, flasque, froide et comme inanimée ; que l'on songe de quelle importance est pour la santé que cette large surface remplisse ses fonctions convenablement, et l'on comprendra quelle puissante modification on peut produire avec des frictions stimulantes pratiquées deux fois par jour sur tout le corps.

Sous l'influence de ces deux seuls moyens, employées avec constance, énergie et persévérance, les chloro-anémiques ne tardent pas à se sentir plus alertes, plus vives, plus gaies, plus fortes et surtout moins frileuses ; leur appétit renaît, leur teint se colore, l'embonpoint se prononce : alors, une rénovation complète s'opère dans toute l'économie avec une facilité qui tient quelquefois du merveilleux.

Il est inutile, je pense, de faire observer que les autres moyens hydriatiques sont souvent employés comme adjuvants.

A Vals, pas plus qu'ailleurs, le médecin ne doit oublier que le mouvement, le grand air, le soleil et l'espace, une bonne et solide nourriture, d'agréables mais paisibles distractions secondent merveilleusement la médication hydro-thérapeutique ; il doit donc largement user de ces moyens accessoires, dont tous les hydrologues ont reconnu et signalé l'utilité.

IXe OBSERVATION.

Une jeune fille des environs d'Uzès (Gard), d'une forte constitution, d'un tempérament lymphatico-sanguin, mal réglée, d'un appétit inconstant et capricieux, éprouva, vers la fin de 1850, par suite de l'abus qu'elle faisait du *sel de cuisine*, qu'elle prenait dans l'intention de diminuer son trop d'embonpoint, une gastro-entérite franche. Une saignée générale, de nombreuses applications de sangsues à l'épigastre, etc., ne purent, paraît-il, triompher complètement de cette maladie. Après un traitement antiphlogistique, sans doute exagéré, cette malade éprouva tous les symptômes qui caractérisent un commencement de fièvre étique.

A son arrivée à Vals, en 1852, la malade ne présente à notre exploration aucune lésion appréciable des organes thoraciques et abdominaux : la figure est d'une pâleur extrême; les yeux, sans expression, sont cernés par une auréole d'une couleur noirâtre; les ailes du nez sont frangées d'une zone couleur jaune bistrée; les lèvres et les gencives sont complètement décolorées; la langue est pâle, sale, large, saburrale; le pouls est petit, concentré, facilement dépressible; les digestions sont lentes, pénibles, douloureuses; la constipation est habituelle et opiniâtre, etc. La malade éprouve encore, surtout si elle obéit aux appétits déréglés de son estomac, quelques éructations aigres, principalement le matin à jeûn, elle vomit aussi, mais rarement, après les repas. L'urine est tantôt blanche, tantôt trouble, tantôt claire, tantôt épaisse. La malade est excessivement frileuse, et ne peut se réchauffer les pieds et les mains, même pendant l'été. Elle est paresseuse et comme *engourdie*, etc.

A tous ces symptômes viennent se joindre des palpitations, des battements, des douleurs dans la poitrine, à la tête, aux jambes, aux bras, etc. La malade est triste, languissante; elle pleure, soupire, se chagrine sans cause connue.

Je crois inutile de faire observer que les règles avaient cessé de paraître, depuis l'explosion de la gastro-entérite, et qu'elles n'avaient pas reparu depuis.

Je pense que la rigueur du régime jointe aux émissions sanguines, sur lesquelles on avait trop insisté, avait jeté la malade dans un état chloro-anémique des mieux caractérisés.

Je prescrivis l'eau ferro-manganique de la Chloé à dose réfractée, les bains minéraux, les lavements avec le vin, l'insolation et un régime nourrissant.

Au bout de quinze jours de ce traitement, suivi avec une grande exactitude, la malade se trouvait beaucoup mieux; je prescris l'eau ferro-arsénicale de la Dominique. Sous l'influence de cette eau, l'appétit renaît, les tissus se colorent, les forces reviennent, l'innervation et la nutrition s'harmonisent, et tout rentre facilement dans l'ordre.

Xᵉ OBSERVATION.

Une jeune fille pauvre, A. D..., d'une constitution faible, d'un tempérament lymphatique, d'un caractère apathique, indolent, était restée malingre, souffreteuse jusqu'à l'âge de dix-sept ans, époque où la menstruation, qui n'a jamais donné qu'un sang pâle et rare, s'est définitivement établie.

Examen de la malade à son arrivée à Vals. — Anémie profonde, pâleur excessive de la peau et des muqueuses; dégoût prononcé pour les aliments, perte considérable de l'appétit, lenteur des digestions; amaigrissement, annéantissement des forces musculaires; assoupissements; sommeil lourd, étouffements, palpitations: diarrhée alternant avec la constipation, idées tristes, découragement profond.

Je prescris à cette malade six demi-verres d'eau de la Rigolette le matin à jeûn, un bain minéral et six autres demi-verres de la même source le soir vers les trois heures. La malade coupe le vin qu'elle boit à ses repas avec l'eau de la Dominique, et prend, soir et matin, un demi-lavement avec l'eau de cette source; je lui fais aussi pratiquer plusieurs fois dans la journée des frictions avec une éponge trempée dans cette eau ferro-arsénicale.

Sous l'influence de ce traitement, toute l'économie se trouve modifiée en quinze jours. Je suis heureux de constater un retour marqué vers l'appétit qui se déclare vif et régulier, le teint devient frais et naturel, les forces musculaires renaissent, le sommeil est bon, réparateur, etc. C'est alors que je prescris l'eau de la Dominique à la même dose que celle de la Rigolette. L'usage de cette eau produit, en huit jours, les plus heureux résultats; l'appétit est vif et énergique; les fonctions digestives se rétablissent rapidement; la nutrition est reconstituée; la menstruation a lieu et donne un sang moins pâle et plus abondant. Alors la santé s'affermit d'une manière prompte, complète et durable.

XIᵉ OBSERVATION.

Madame V. A... est une femme de vingt-six ans, d'une constitution molle et lymphatique. Cette malade n'a jamais joui d'une bonne santé, et n'a échappé à aucune des maladies qui sont l'apanage de l'enfance. Elle était chlorotique avant son mariage. Depuis sa quinzième année, époque où la menstruation s'établit difficilement et très irrégulièrement, elle est sujette aux maux d'estomac, aux digestions mauvaises; aussi, a-t-elle vu encore sa santé, déjà si précaire, se détériorer et s'affaiblir progressivement d'une manière inquiétante.

Le faciès est décoloré, les yeux éteints, les muqueuses pâles, le pouls lent, dépressible; la constipation habituelle; la malade est indolente, frileuse. Mariée depuis cinq ans, elle n'a pas d'enfants.

Sous l'influence de l'eau de la Dominique en boisson, en lavements, en injections, en frictions, un mieux sensible se manifeste dans l'état de madame V. A... au bout de quinze jours; le même traitement continué encore dix jours amène une grande amélioration qui s'affirme de plus en plus et aboutit, après un traitement hydro-minéral fait, à domicile, à une radicale guérison.

XIIᵉ OBSERVATION.

Une fille du département de la Drôme, âgée de vingt-deux ans, d'un tempérament lymphatique, d'une constitution faible; petite, mélancolique, à la suite de quelques chagrins de cœur et de nombreuses privations de plus d'un genre, éprouva des douleurs d'estomac, des vomissements, de la céphalalgie, de l'insomnie. Les digestions étaient pénibles, longues et douloureuses; le teint était pâle, la peau décolorée, la menstruation irrégulière, peu abondante, etc. Cet état durait depuis deux ans.

Arrivée à Vals, en juillet 1858, cette fille offre à notre examen l'état suivant: Bruit de souffle au premier temps, mais trop peu prononcé pour être un signe de rétrécissement, paleur générale des tissus, essoufflements, palpitations, dépravation de goût, décoloration significative du sang des règles; flux leucorrhéique assez abondant, constipation opiniâtre, appétit nul ou dépravé, digestions lentes; douleurs d'estomac persistantes, etc., etc.

Cette malade m'avoue, les larmes aux yeux, que l'ennui et une mauvaise nourriture, souvent insuffisante, étaient la cause de l'altération de sa santé. Évidemment cette jeune fille était chlorotique.

Sous la triple action de nos eaux ferro-manganiques et ferro-arsénicales, en boisson, en bains, en injections, en lavements et en frictions, cette jeune fille ne tarda pas à constater une amélioration non équivoque. L'appétit perdu depuis longtemps se fit sentir; les douleurs d'estomac, jusque-là si fatiguantes, perdirent de leur intensité et se calmèrent; les digestions se régularisèrent. Bref, il suffit de quinze à vingt jours de l'emploi de nos eaux, du repos, d'un régime sain et nourrisant, pour que la guérison s'annonçat par des signes prononcés d'une complète restauration. Alors plus d'étouffements, plus de palpitations, plus de douleurs à l'estomac, le teint se colore, les chairs se raffermissent, les forces musculaires reparaissent, l'appétit devient impérieux, l'assimilation et la nutrition se font à merveille, et cet état de bien-être, qu'on appelle la santé, état que la malade ne connaissait plus depuis deux ans, ramena la gaîté et avec elle l'espérance de pouvoir se livrer désormais au travail, seule ressource qui reste à cette pauvre et intéressante malade.

XIIIe OBSERVATION.

Une jeune fille de dix-neuf ans, L. T..., brune, d'une haute stature, d'une constitution robuste, d'un tempérament sanguin, se livrait avec ardeur aux rudes travaux de la campagne; quand il y a deux ans, à la suite d'une vive frayeur, la menstruation, jusque-là parfaitement régulière, fut subitement supprimée. Cette malade ne tarda pas à éprouver de violentes palpitations accompagnées de fortes palpitations au cerveau avec suffocations et gêne de la respiration, surtout lorsqu'elle voulait monter un escalier.

On eut recours aux saignées, aux sangsues, aux révulsifs, à la digitale, à tous les emménagogues qu'on a l'habitude d'employer actuellement dans les campagnes. Sous l'influence de ces divers moyens, la malade éprouva un mieux sensible: les battements du cœur, les pulsations (expressions de la malade) de la tête, la gêne de la respiration étaient moins forts, moins incommodes dans l'état de repos, mais ils reparaissaient tout aussi violents dès que la malade reprenait ses travaux ordinaires.

Après de continuelles et bien longues alternatives de mieux et de pire, comme la menstruation ne réparaissait pas, cette malade se décida, en désespoir de cause, à venir prendre les eaux de Vals.

Le visage de la malade est décoloré, ses yeux sont éteints, cernés, caves et sans expression; la peau d'un jaune verdâtre; l'appétit nul, capricieux; les digestions lentes, difficiles, douloureuses. La malade est frileuse, plongée dans une espèce de langueur, d'apathie qui fait vivement regretter la brillante santé dont elle jouissait, et qu'elle croit perdue à jamais. Le moindre mouvement lui coûte, et c'est à peine si elle peut se rendre à nos sources.

Prescriptions. — Prendre pendant huit jours, le matin à jeun, six verres d'eau de la Chloé, et quatre le soir. Bain alcalin tous les matins avant de boire l'eau minérale. Frictions générales alcalines, le matin au saut du lit, le soir avant de se coucher. Insolation prolongée, exercice modéré, régime dont les viandes de mouton rôties ou bouillies constituent la base, vin vieux généreux coupé avec l'eau de la Marie, etc.

La malade suivit ce traitement sous l'influence duquel elle semblait renaître, pendant autres huit jours. Alors elle s'aperçut, à sa grande satisfaction, que la menstruation avait reparu. Dès ce moment, continuant l'usage de nos eaux ferro-manganiques et ferro-arsénicales (celles-ci en boisson mêlées au vin) la peau reprit un peu d'animation, les joues se couvrirent d'une légère teinte rosée, les yeux s'animèrent; l'appétit se fit sentir, les digestions se régularisèrent, les forces musculaires augmentèrent, la gaîté reparut, et la malade, que ne tourmentaient plus les palpitations du cœur ni les pulsations de la tête, regagna les montagnes de la Lozère emportant de Vals l'espoir de recouvrer une santé qu'elle avait cru à jamais perdue.

XIVe OBSERVATION.

Madame M..., vingt-sept ans, tempérament nerveux, constitution primitive bonne, réglée à seize ans, mariée à vingt, ayant eu trois enfants venus à terme, aujourd'hui bien constitués et bien portants, a contracté, sans cause appréciable, à la suite de son dernier accouchement qui a eu lieu en avril 1865, une maladie qui présente la physionomie suivante : pâleur des tissus, maigreur, douleurs gastralgiques fréquentes et excessivement douloureuses; vomissements glaireux précédés de nausées; crampes d'estomac, dont l'intensité va parfois jusqu'à la défaillance, digestions lentes, pénibles, douloureuses; aversion pour les aliments. Madame M.. ne mange que pour satisfaire quelques goûts, quelques appétences aussi bizarres que capricieuses. La constipation est habituelle et ne cède qu'à l'usage répété des lavements; débilité profonde, fatigue au moindre mouvement, surexcitation nerveuse qui rend la malade très irritable; sommeil toujours léger; insomnies fréquentes; réveils pénibles; menstruation irrégulière avec un peu de leucorrhée; céphalalgie fréquente, vive, tenace; douleurs erratiques des membres.

En présence de l'état complexe qu'offrait à notre observation madame M..., nous crûmes devoir commencer le traitement hydro-minéral par l'eau de la Marie, puis par celle de la Saint-Jean, avant d'en venir à celles de la Rigolette et de la Dominique. La malade, sous l'influence de l'eau de la Marie qu'elle buvait avec plaisir, éprouva un peu d'amélioration du côté de l'estomac. Je crus alors devoir lui prescrire celles de la Saint-Jean. Cette eau fut d'abord moins bien supportée que celle de la Marie, mais la tolérance se fit au quatrième jour, et l'usage de cette eau amena au bout de huit jours une amélioration générale telle, que je n'hésitai plus à prescrire à la malade l'eau de la Rigolette et celle de la Dominique à faible dose.

Sous l'influence de l'emploi simultané de l'eau de ces deux sources, madame M.. ne tarda pas à sentir que l'amélioration déterminée par l'usage des eaux de la Marie et de la Saint-Jean, augmentait de jour en jour, et qu'elle lui faisait espérer une guérison prochaine. En effet, cette intéressante malade eut à s'applaudir d'avoir entrepris un long voyage (elle était des environs d'Orléans) pour demander à nos eaux un soulagement qu'aucune médication n'avait pu lui procurer.

Il ne faudrait pas conclure des résultats de ces remarquables observations que nos eaux guérissent toutes les affections névro-pathiques et chloro-anémiques. Non certes; nous ne sommes pas toujours si heureux. Ce que nous pouvons affirmer, c'est que les eaux de Vals, dans leur ensemble, sont, ou du moins nous paraissent, plus aptes que celles des autres stations pour guérir les affections chloro-anémiques, alors partout que ces affections sont sous la dépendance d'une maladie des voies digestives arrivée à une période avancée, avec des symptômes non équivoques que la muqueuse gastro-intestinale est frappée d'atonie. Nous insistons tout particulièrement sur ce point, par la raison que tous les auteurs qui ont écrit sur les eaux minérales ne disent pas un mot de l'emploi de nos eaux dans les maladies du tube digestif, ou que, s'ils en parlent, ce n'est que pour faire observer que nos eaux sont *trop fortes* pour êtres employées dans ces affections, oubliant, ou ignorant que les eaux de Vals possèdent une variété de minéralisation qui leur assigne un rang au-dessus de leurs rivales, encore préférées.

Nous pouvons affirmer comme une vérité, que la pratique de nos nombreux confrères rendra tous les jours plus éclatante, que toutes les maladies, soit locales, soit générales, qui de près ou de loin, sont liées à une lésion fonctionnelle des voies digestives, trouveront dans l'emploi raisonné des eaux de Vals des moyens d'amélioration et de guérison qu'on chercheraient vainement ailleurs.

REMARQUES.

J'écrivais en 1859 : « Sous l'heureuse influence de l'eau ferro-manganique de la Chloé d'abord, et ensuite de l'eau ferrugineuse et arsénicale de la Dominique, j'ai vu bien des fois des chlorotiques et des anémiques, que semblaient dévorer une fièvre lente, renaître à la vie comme par enchantement. Là encore, comme dans les dyspepsies, comme dans la gravelle, est le triomphe de nos eaux minérales ; là aussi est tout leur avenir.

Les frictions que je fais pratiquer sur les malades, et qui aident si puissamment à leur guérison, ne sont pas un moyen nouveau dans la médecine pratique. Les anciens en faisaient un grand usage, soit comme un moyen hygiénique, soit comme moyen thérapeutique. Qu'on réfléchisse un instant au rôle important que joue la peau dans le développement des maladies : que l'on songe de quelle importance il est pour la santé que cette grande surface remplisse ses fonctions convenablement, et l'on comprendra quelle puissante modification on peut produire avec des frictions stimulantes, pratiquées journellement et d'une manière régulière sur le corps. Aussi, soit qu'on emploie ces frictions au moyen d'une flanelle, d'une éponge ou d'un linge rude, d'une brosse, principalement sur les membres et sur le rachis, on produit en peu de jours une modification marquée. Après ces frictions, les malades sont plus vives, plus alertes, plus gaies, leurs forces reviennent ; leur appétit reparaît, leur teint se colore ; leur embonpoint se montre de nouveau ; et, avec les autres moyens hydrothérapiques aidés d'un bon régime, une rénovation complète s'opère dans l'économie avec une facilité qui tient souvent du merveilleux.

A l'emploi des eaux ferro-manganiques — Chloé, Rigolette — et ferro-arsénicales — Dominique — en boisson, en bains, en douches, en injections, en frictions, en affusions, on doit joindre les lavements. C'est un moyen puissant et qui m'a rendu des services considérables, je les ordonne souvent et toujours avec succès. Je prescris aussi l'eau de la Dominique en boisson mêlée au vin qu'elle ne trouble nullement. De ce mélange résulte une boisson qui n'a rien de désagréable, et à laquelle s'habituent très aisément les malades. Ce moyen est des plus avantageux pour concourir à la guérison des malades, surtout de ceux qui, à cause d'une susceptibilité particulière de l'estomac, ne peuvent supporter que des petites doses de cette eau pure en boisson.

XVe OBSERVATION.

Une jeune demoiselle, appartenant à une famille distinguée de Lalouvesc, atteinte de chloro-anémie, prit, sous la direction d'un de mes confrères, pendant cinq à six jours, huit verres d'eau de la Dominique. Sous l'influence de cette eau, une gastralgie, dont elle était atteinte depuis deux ans, se fit vivement sentir et obligea la malade de renoncer à l'emploi de cette eau. Je prescrivis à la malade l'eau de la Dominique en lavements, en injections, en frictions, après avoir toutefois calmé la gastralgie.

L'emploi de ces moyens suffit pour diminuer rapidement tous les symptômes qui caractérisaient la chloro-anémie dont cette intéressante malade était atteinte et que l'on peut résumer ainsi : teinte chlorotique très prononcée; dégoût profond pour tout aliment; digestions pénibles, douloureuses; gastralgie, céphalées, vomissements intenses, constipation; règles difficiles, irrégulières, incomplètes; amaigrissement, inaptitude au mouvement; tristesse; abattement, susceptibilité nerveuse excessive : essouflements, paresse, apathie, sommeil léger ou nul, réveil sans forces, etc.

XVIe OBSERVATION.

Un malade, M..., de Rive-de-Gier, me fut adressé, cette saison dernière, par un confrère de cette ville. Ce malade vivait, depuis longues années, sous l'influence d'une gastralgie qui a pour caractère tranché une douleur lancinante très violente du creux de l'estomac, avec exacerbation dans la journée; cette gastralgie débute et cesse ordinairement brusquement. Cette affection a produit, depuis quelques temps, une profonde altération de la santé. Le malade, d'une petite taille, d'un tempérament sec et nerveux, d'une grande mobilité dans l'expression de la physionomie et du caractère, est d'une pâleur remarquable; appétit nul, bizarre et dépravé, dégoût pour les liquides et surtout pour les aliments maigres, flatuosités, éructations inodores; constipation; insomnie, amaigrissement considérable, etc.

Je prescris à ce malade l'eau de la Saint-Jean coupée avec le sirop de gomme, un bain minéral alterné avec un bain ordinaire, des frictions alcalines et un lavement avec l'eau de la Dominique tous les jours.

Appelé près de ce malade trois ou quatre jours après l'avoir vu, je le trouve en proie à une violente gastralgie, avec toux fréquente, oppression; étouffements, palpitations cardiaques très pénibles, dégoût insurmontable; vomissements fréquents, spasmes, éréthisme nerveux; petitesse du pouls; découragement; lypémanie, etc.

Le malade me dit que, sur l'ordonnance d'un médicastre, il a eu le malheur de prendre pendant trois ou quatre jours l'eau de la Dominique à dose assez élevée, et que depuis deux jours il souffre comme il n'a jamais souffert de sa vie. Après avoir tâché de calmer le malade par d'encourageantes paroles, je prescrivis une potion calmante, des cataplasmes émollients et sédatifs sur la région épigastrique et quelques lavements laudanisés.

Sous l'influence de ce traitement, ce malade se rétablit promptement et put quitter Vals sans danger pour sa vie.

Ces deux observations prouvent évidemment que si l'eau de la Dominique est utile dans les affections de la membrane muqueuse de l'estomac et des intestins, elle n'est pas sans quelque danger dans le traitement des dyspepsies nerveuses et surtout les dyspepsies par irritation. Aussi, chez les dyspeptiques avec douleurs épigastriques augmentant par la pression, avec nausées, vomissements, alors que l'irritabilité de l'estomac est si vive que ce viscère ne peut rien tolérer et qu'il suffit de l'ingestion de la plus petite quantité de boisson ou d'aliment pour provoquer des douleurs ou des vomissements, faut-il s'abstenir de l'usage de cette eau, et avoir recours à celles de la Marie et de la Saint-Jean.

Nous avions donc raison de dire, en 1852, que l'eau de la Dominique ne devait être prise que sur l'ordonnance et la surveillance d'un médecin qui avait fait de cette eau une étude particulière, et que ceux qui la prenaient *ad libitum* et sans consultation couraient des dangers réels.

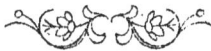

Hémorrhagies, Hydropisies asthéniques.

Quel médecin n'a pas eu à traiter ces jeunes filles, ces jeunes femmes à stature élevée, mais grêle; aux traits effilés, aux yeux brillants ou pleins de langueur; à la démarche noncha-lante. Ces malades aiment et recherchent la solitude; elles pleurent sans motif. Leur caractère est inégal, inquiet, suscep-tible. Souvent bonnes et affectueuses, elles semblent aller au devant des sensations vives. Leur sommeil est agité par des rêves bizarres, quelquefois pénibles. Tout en elles annonce un état indescriptible de souffrance. Elles ne veulent pas qu'on les console, qu'on leur parle; elles sont même fâchées qu'on s'occupe d'elles. L'intérêt qu'on leur témoigne semble les irri-ter. Sous l'influence de cet état vague, inconnue, la jeune ma-lade, si elle n'est pas réglée, ne se réglera pas ou se réglera difficilement; si elle l'est déjà, les règles deviendront pénibles, irrégulières, douloureuses et finiront par se supprimer. Les fonctions digestives se troubleront, un amaigrissement se décla-rera, parce que le chyme mal formé sera de mauvaise qualité, et qu'il donnera un chyle mal élaboré. Alors le sang, cessant d'être vivifiant, donnera lieu à des troubles nerveux très variés, très extraordinaires, que M. Bouillaud a ainsi désignés : « Ce sont des palpitations, des phénomènes gastralgiques, des étourdisse-ments, des défaillances, enfin une foule d'accidents du côté du système nerveux. »

L'estomac de ces intéressantes malades tombe dans une espèce de *torpeur*, dont aucun remède n'a pu le tirer. C'est alors que les eaux si éminemment gazeuses, alcalines et ferro-manganiques de la Chloé et de la Rigolette d'abord, puis celles de la Dominique, prises en boisson, exercent une action stimulante, vivifiante, tonique, reconstituante et analep-tique qui relève les forces, régularise les fonctions troublées, et ramène la santé avec une grande, quelquefois même avec une facilité qu'on pourrait appeler merveilleuse, si, comme je le reconnais, on n'avait pas abusé de ce mot en hydrologie.

L'eau de ces trois sources rend encore d'importants services chez certaines femmes mariées ou non mariées présentant tous les symptômes d'une hydroémie à son début. Ces malades sont pâles, lymphatiques, bouffies, d'un caractère mou, insouciant. Tout en elles dénote une atonie générale qui se traduit par une paresse dans les mouvements musculaires que rien ne peut vaincre.

XVIIe OBSERVATION.

Une demoiselle de Nîmes était arrivée à l'âge de vingt-quatre ans sans avoir éprouvé de maladies sérieuses. Elle avait toujours été bien réglée jusqu'à l'âge de vingt-deux ans. Depuis cette époque, sans cause appréciable, cette demoiselle s'aperçut que la quantité de sang qu'elle perdait à chaque époque menstruelle dépassait de plus en plus la quantité normale. Depuis un an, ses règles sont devenues de véritables hémorrhagies, et sont attendues par cette malade avec une espèce de terreur.

La maigreur est extrême, l'état anémique complet, la face est bouffie, les extrémités inférieures enflées jusqu'au genoux conservant une dépression assez profonde lorsqu'on les presse avec le doigt; le teint est verdâtre, les yeux éteints; les douleurs névralgiques sont atroces et presque continuelles; les digestions sont difficiles, il existe quelques symptômes d'hystérie. La malade est d'une faiblesse remarquable, elle a la plus grande peine à se rendre aux sources, et est souvent obligée de s'arrêter plusieurs fois pour respirer et reprendre un peu de forces.

L'utérus, qui a conservé sa position et son volume physiologiques, ne présente aucune altération. Les organes thoraciques sont en bon état, et cependant la malade éprouve des suffocations et même des palpitations.

Sous l'influence de l'eau de la Dominique en boisson, en injections et en lavements, l'écoulement sanguin devient de jour en jour moins abondant. Le résultat définitif fut prompt, décisif, et chaque jour marqué par un progrès sensible vers la guérison.

XVIIIe OBSERVATION.

A la suite d'une couche des plus laborieuses, Mme F... est atteinte d'une métrorrhagie tellement abondante, que trois mois après elle est encore dans un profond état anémique, malgré tous les moyens employés pour l'en retirer.

Mme F... est âgée de dix-huit ans, elle est d'un tempérament sec et nerveux, d'une bonne constitution, d'une taille petite, mais bien prise; elle n'a jamais éprouvé de maladies sérieuses.

Le visage, d'une pâleur verdâtre, est bouffi; les yeux sont atones, les lèvres, d'une pâleur cadavéreuse, sont profondément gercées; la peau est luisante et d'une teinte jaune paille semblable à celle qu'on observe dans certaines maladies parvenues à leur plus haut degré; l'appétit est nul, capricieux, perverti; les digestions se font très mal; l'amaigrissement est complet, l'adynamie profonde, la faiblesse musculaire considérable, après le plus léger exercice, après quelques minutes de marche seulement; le sommeil est lourd, pesant, peu réparateur; la malade dormirait toujours et ne sortirait jamais du lit, elle est excessivement impressionnable au changement brusque de l'air extérieur; elle est frileuse, engourdie, etc. La langue est pâle, large, froide, couverte d'une couche épaisse de mucosité d'un blanc jaunâtre, les malléoles sont infiltrées, œdémateuses; la peau des jambes est luisante et légèrement écailleuse à la partie postérieure, etc. On constate un léger épanchement dans la cavité abdominale.

Après vingt jours d'un traitement par nos eaux ferro-manganiques et ferro-arsénicales, on peut constater une amélioration bien considérable. L'appétit est bon, le sommeil meilleur, le teint est frais et coloré; la malade peut faire sans fatigue quelques promenades à pied, les forces musculaires sont revenues, l'infiltration, la bouffissure de la face, la dème des malléoles ont disparu, le rétablissement se prononce et devient complet après un mois de traitement hydrominéral à domicile.

REMARQUES.

Je crois faire plaisir à mes confrères en leur faisant connaître le style, l'orthographe et la ponctuation du premier écrivain qui ait donné un aperçu thérapeutique de nos eaux.

CHAPITRE IV.

Si les eaux de Vals sont bonnes aux Hydropiques.

Cette question est aussi curieuse qu'elle est ancienne, et
aussi difficile à résoudre qu'elle est aisée à proposer. Cette dis-
pute a long-temps partagé l'Eschole sur vne si importante piece
de la curatiue : Et apres auoir bien pesé toutes les raisons, que
les Sçauans emmenent de part et d'autre, Ie les trouue toutes
si fortes, que ie n'ay pas moins de peine qu'eux à me determi-
ner sur cette matiere. L'experience semble fauoriser tous les
deux partis, et les aduoüer en mesme temps qu'elle les con-
damne, puis que les vns meurent, les autres guerissent par la
prinse des. Eaux minérales ; les vns vuident leurs Eaux fort
heureusement, se desenflent, se retablissent ; les autres au
contraire, ny en rendent point, s'y enflent comme des tonneaux,
et y meurent en peu de jours.

La raison qui considere la nature de ce mal, ses éspeces,
ses differences, ses progrez et tous ses symptomes, n'ose pas
prononcer sur ce différent : Car si elle se propose la foiblesse
de la chaleur presque éteinte en toutes les trois sortes d'hydropisies, la crudité du ventricule et des intestins dans la Tympa-
nite ou Hydropisie venteuse, la froideur, le dessechement, la
dureté, la corruption de quelque viscère et sur tout du foye,
contractée depuis longtemps dans l'hydropisie ascite, qui ne
monte que jusques au Diaphragme : L'erreur de la troisiéme
cuitte ; le peu de chaleur dans les parties et dans l'habitude
en l'Anasarque ou Leucophlematie, qui enfle et grossit tout le
corps, elle ne peut que condamner auec Hyppocrate, Celse,
Galien, et vne infinité d'autres Docteurs de cette force, l'vsage
des Eaux minerales ; qui non-seulement sont impuissantes contre ces maux, mais encore sont tres-opposées à leur curation,
et à leur nature, parce qu'elles acheuent d'accabler ou d'étein-
dre le reste de cette chaleur, qui soûtient les Hydropiques ;

les erreurs de toutes les cuittes, on n'en peut aduoüer l'vsage sans se déclarer contre la raison, et contre les plus éclairez de la profession. Que si le foye en est la source, comme la plupart le croyent auec beaucoup de jugement et de raison, comme le cœur l'est de toutes les fiévres, et que ce viscere n'engendre ce mal, qu'apres auoir épuisé toute sa chaleur, gasté sa substance, et quasi changé de nature par les altérations n'estant le propre de ces eaux de reparer la chaleur perduë, de corriger la froideur, et la corruption des viscères, ny accablemens ou corruptions qu'il a souffert; quel moyen, (dit Celse et Galien) de luy redonner ce qui ne se peut restablir par aucun remede, et qui depend purement des premiers principes, dont la perte est irréparable : il faudrait rendre la fable réelle, et renouueller les corps en les refondant,

Ceux qui deffendent le contraire, et qui soutiennent, que les Eaux minerales vitriolées et sulphureuses, sont le dernier et le plus grand de tous les remedes en toute sorte d'Hydropisie, à moins que les viscères ne soient pourris et corrompus, aduancent pour première raison, que comme l'enfleure d'vn Hydropique est vn symptôme tres-dangereux et le plus pressant de tous, il faut suiuant la loy d'Hyppocrate l'attaquer auant que le mal, et toutes ses causes : Et parce qu'il n'est rien au monde qui vuide mieux les serositez qui font la tumeur que nos Eaux par leur qualité doucement purgatiue et diuretique, qui dilate et qui débouche mieux les conduits; qui dégage les viscères des obstructions, tempere les inflammations, retablissent l'ordre des euacuations salutaires et supprimées, débarrasse la chaleur accablée de pituite et de cruditéz : on ne peut disputer cette gloire aux Eaux minerales et sur tout à celles de Vals, où nous auons vue ce miracle plus de vingt fois en faueurs de plusieurs personnes d'vn mérite, et d'vne condition extraordinaire.

Ceux qui ont veu Monsieur du Palais Pusignan, Maistre-d'Hostel chez le Roy, apres le desespoir de tous les fameux

Medecins de Paris, de Lyon, et du Dauphiné, venir en plein Hyuer aux Eaux de Vals, gros et enflé d'une manière épouuantable, en fuite des obstructions et duretez effroyables de foye et de ratte, abandonné de tous hors de luy-mesme, guerir parfaitement en moins d'vn mois, et s'en retourner à la cour plus sain et plus gay que jamais, après leur boisson, ne peuuent douter de leur force, ny de la vérité que ie publie.

Tout ce pays m'a veu traitter beaucoup de personnes atteintes de ce mal, qui ne pouuaient aller du ventre, ny rendre vne goutte d'vrine, auec des vlcères aux jambes, et autres endroits qu'Hyppocrate appelle *Incurables* : qui par la grace de Dieu, par la prinse et le bon ménage de nos Eaux, se sont fort heureusement des-enflées, et m'ont donné lieu dans les suites de combattre separement et en détails les causes de leurs maladies, auec la consolation de les voir gueries.

I'aduoüe bien que ce remède est un de ceux que nous deuons appeler, *Extremes;* estant obligez par la raison, la conscience et les loix de l'art d'en tenter plutost quelqu'vn qui puisse guerir que de n'en point faire : aussi ne les veux-ie conseiller qu'à ceux qui en ont essayé les autres inutilement, encore faut-il que ce soit de l'ordre, et du conseils de leurs Medecins.

Ce sont à peu pres les raisons et les experiences, dont ils appuyent leurs sentiments : et quoy que je n'en veüille pas estre l'arbitre, bien loin de m'en faire le juge : pour ajuster ces differentes opinions sur la prinse des Eaux minerales, sulphureuses et vitriolées. Ie dis que pour oster les causes productiues de l'Hydropisie; les obstructions, inflammations, intemperie, suppression des menstruës ou hemorroïdes; pour vuider ou euacüer par les selles ou les vrines, les serositez, les enfleures des Hydropiques, il est mal-aisé pour ne pas dire impossible, de trouuer rien de plus prompt, de plus efficace, et de plus asseuré au monde contre ce mal que les Eaux de Vals; mais pour que ces Hydropisies, que les longues

Cachexies, les grandes saignées ou hemorragies, les grandes
froideurs ou faiblesses du ventricule, les grands épuisemens
des esprits, les Schyrres et les Diaphtores, ou la corruption
des visceres ont engendré, elles sont tres-pernicieuses et infailliblement mortelles.

Il sera de la suffisance et du jugement des Medecins ordinaires, ou consultans, de bien examiner les causes de tous
ces maux, l'estat present et les forces de leurs malades, à
qui on proposera de les faire boire : Car si la chaleur naturelle n'est pas éteinte, et qu'elle ne soit qu'opprimée par la
quantité des liqueurs, si les visceres ne sont pas gastez, et
qu'il n'en faille qu'emporter la Cacochymie et l'embarras, en
les fortifiant toujours par d'autres remedes; s'il en faut oster
la matiere auec les causes : on peut en cette occasion, et on
doit en ce desespoir ordonner aux Hydropiques, en toute
asseurance et sans crainte, les Eaux de Vals. »

REMARQUES.

Nous disions, en 1862, dans la troisième édition de notre
Guide pratique aux eaux de Vals : Les bons effets de la Dominique dans les hémorrhagies et les hydropisies asthéniques dé-
pendent probablement de leur action tonique, astringente,
reconstituante, qui, en activant les fonctions de l'estomac, excite
les contractions musculaires des intestins et favorise ainsi la
circulation veineuse abdominale, et, par suite, l'absorption,
l'assimilation et la nutrition.

La pathogénie des hydropisies qui surviennent à la suite des
affections chloro-anémiques et par intoxication palustre est
encore obscure, et n'a pas été étudiée suffisamment. Nous n'a-
vons ici qu'à nous expliquer sur les plus communes, nous vou-
lons parler de l'hydroémie ou diffusion du sang.

Lorsqu'un malade est sous l'influence prolongée d'une chlo-

ro-anémie ou d'une affection périodique ou non-périodique
paludéenne, il tombe le plus souvent dans un état de cachexie,
de débilitation profonde. En voyant ce malade, il est impossible de ne pas penser à un *appauvrissement,* à une *déglobulisation,* à une *déferrugination* du sang. Dans ce cas, il y a
augmentation de l'eau du sérum et diminution de l'albumine,
de la fibrine et des globules.

MM. Becquerel et Rodier assurent que toutes les fois que
l'albumine descend au-dessous de 60, les hydropisies apparaissent : pour MM. Andral et Gavarret l'hydropisie peut se
produire par la diminution seule de l'albumine. Ces quatre
auteurs ont observé que l'albumine du sérum ne diminue jamais seule, qu'il y a constamment et simultanément abaissement du chiffre des globules rouges.

C'est dans ces cas que l'eau ferro-arsénicale de la Dominique
intervient d'une manière efficace, en restituant au sang les
éléments constitutifs qu'il avait perdus, en excerçant sur la
muqueuse digestive une action favorable à ses fonctions profondément altérées et en imprimant surtout sur toute l'économie une modification reconstituante aussi prompte qu'énergique.

Nous avons pu observer, dans d'assez nombreuses circonstances, que l'eau de la Dominique en boisson, en lotions, en
lavements, en injections, est un des agents les plus propres
non-seulement à profondément modifier cet état cachectique
particulier à l'économie dans lequel sont tombés ceux qui sont
restés trop longtemps sous la pernicieuse influence des éma-
nations marécageuses, qui très souvent s'accompagnent d'accidents périodiques, mais encore des accidents consécutifs à ces
mêmes accidents, tels que l'hydropisie, les hémorrhagies, etc.

Des faits que nous avons observé, nous pouvons conclure
que l'eau de la Dominique est un des modificateurs les plus
puissants pour neutraliser ou détruire l'état cachectique. Je
puis assurer que je lui ai constamment reconnu une action

préservatrice contre la tendance aux rechutes dans les affections périodiques.

Par son action purgative, elle débarrasse l'économie, par la voie des sécrétions intestinales, des collections séreuses abdominales, des œdèmes des membres inférieurs, et qu'elle s'oppose à leur reproduction en faisant cesser les causes de leur formation.

Qu'il me soit permis de le dire : les théories sur l'apparition des hydropisies, à la suite des fièvres d'accès et des cachexies paludéennes, me paraissent plus ou noins torturées et par conséquent peu acceptables. Il en est de même de celles des hémorrhagies passives, et si nous avons donné quelques explications, nous les croyons fondées, sans cependant pouvoir assurer qu'elles sont vraies. Le sujet nous y a entraîné.

Voici encore ce que l'expérience m'a appris : quand l'ascite, l'œdème, l'anasarque sont sous la dépendance d'une maladie du cœur ou des gros vaisseaux, etc., nos eaux sont contraires ; si elles existent sous l'influence d'un engorgement hépatique, rénal, mésentérique, ovarique, etc., pourvu que cet engorgement ne se complique pas de cyrrhose, de dégénérescence tuberculeuse ou cancéreuse, elles peuvent être employées, et l'on a vu quelquefois ces engorgements céder en même temps que les épanchements auxquels ils avaient donné lieu.

Dans ces cas, M. Durand-Fardel ne craint pas de prescrire les eaux de Vichy, de Vals, de Carlsbad. Cet illustre praticien a employé les eaux de Vichy dans des tumeurs ovariques s'accompagnant d'ascite sans anasarque. L'ascite se dissipait lentement, difficilement, mais enfin elle se dissipait sans que les tumeurs parussent sensiblement modifiées.

Nous avons observé quatre à cinq fois, en quinze ans, les mêmes faits.

J'ai vu un homme de Crest (Drôme), atteint, à la suite d'un engorgement énorme du foie, d'un large abcès de cet organe, abcès que je fus obligé d'ouvrir, quitter Vals dans un état satisfaisant de santé. L'engorgement n'avait pas diminué d'une manière bien sensible, mais l'œdème des extrémités inférieures qui existait depuis six ou sept mois et la santé générale s'étaient évidemment améliorés. Nous avons appris que ce malade avait vécu avec son engorgement hépatique huit ans après sa cure thermale, et qu'il avait succombé par suite d'une maladie n'ayant aucun rapport avec cette affection.

Il nous a été donné d'observer un grand nombre de malades au teint jaune et terreux, sans forces musculaires, sans appétit, atteints d'engorgements simples de la rate, du foie, etc. avec œdème des extrémités inférieures, dénotant la prédominance du sérum avec diminution des globules rouges du sang, quelquefois même d'ascite commençante, recouvrer à Vals, en moins d'un mois, la couleur de leur teint, leurs forces, leur appétit. C'est alors que l'œdème des jambes, l'ascite diparaissaient, et que les engorgements du foie, de la rate, etc., se dissipaient.

Il résulte de ce que nous venons d'exposer, aussi simplement que nous l'avons pu, que dans les hydropisies passives, dans les hémorrhagies asthéniques dans lesquelles le sang a perdu une partie considérable de son cruor, dans lesquelles la constitution est devenue hydroémique, que nos eaux minérales ferro-manganiques et ferro-arsénicales peuvent réussir. C'est dans de telles circonstances qu'elles paraissent jouir de propriétes diurétiques. Elles guérissent aussi parce qu'en favorisant la régénération des globules rouges du sang elles remontent, pour ainsi dire, toutes les fonctions qui languissaient. Alors la nature, suffisamment soutenue, peut augmenter les sécrétions et activer la résorption du liquide épanché. M. Pétrequin a lui-même observé et nettement signalé ces faits. « On conçoit, dit l'éminent praticien, que, dans cet état d'altération du sang, la circulation souffre; aussi rencontre-t-on fréquemment un œdème des extrémités inférieures. C'est une complication digne d'une sérieuse attention. Je l'ai vu disparaître à mesure que la guérison s'opérait sous l'influence de la médication ferro-manganique. Son efficacité n'est pas moins heureuse dans les cachexies anémiques qui succèdent aux fièvres intermittentes prolongées. »

Dans les œdèmes et les ascites commençantes, nos eaux n'ont qu'une seule chance pour guérir, c'est quand il y a altération des fonctions seulement, ou modification vicieuse de s'accomplir. A elles de rétablir le calme et la régularité dans l'organisme : Voilà leur tache; mais là se borne leur puissance; elles réparent, coordonnent; mais elles ne refont point. Le pouvoir créateur est hors de leur domaine. Elles demeurent impuissantes quand une atteinte plus grave a vicié non plus seulement le mécanisme régulier de la vie, mais encore atteint, dans sa substance, quelqu'un des grands organes qui s'accomplissent.

Considérations sur les affections de l'utérus au point de vue de leur traitement par l'eau de la Dominique [1].

Pendant tout le temps que la matrice reste plongée dans cet état *d'engourdissement,* de *torpeur* de *sommeil* qu'on a pu comparer à celui d'une chrysalide, cet organe, que la nature a chargé de la grande, de la sublime fonction de la maternité, est sujet à peu ou même point de maladies. Mais quand la chrysalide, pour devenir papillon, veut rompre l'enveloppe qui la sépare d'une vie nouvelle, elle détermine, à la suite de

---

[1] « Ce qui avait été seulement pressenti dès les temps les plus reculés est aujourd'hui élevé à l'état de démonstration, à savoir que la menstruation offre un rapport constant avec l'ovulation. » (POUCHET.)

« La menstruation n'est alors que le signe, la mesure de la santé, et ainsi se trouve justifié cet adage : La femme se porte bien parce qu'elle à ses règles, mais elle a ses règles parce qu'elle se porte bien. » (BETTENTUIT.)

quelques phénomènes vagues, inconnus, souvent douloureux, quelquefois pénibles, une exaltation vitale de tout l'appareil génital, qui donne lieu à un écoulement de sang variable sous le rapport de sa durée, de sa périodicité, de sa qualité, de sa quantité. Alors commence pour la pubère cette longue chaîne de plaisirs et de souffrances qui étreint, dans ses nombreux anneaux, la plus belle partie de la vie de la femme. C'est aussi à cette époque que la jeune fille, devenue plus timide, plus réservée, éprouve en elle quelque chose qui l'inquiète, qui l'agite. C'est le sens génital qui, muet jusque-là, entre en fonction. Alors le vague des idées de la jeune vierge se précise, et instinctivement elle se trouve initiée au secret de sa nouvelle existence. C'est alors que le besoin d'aimer et d'être aimée se fait le plus vivement sentir. C'est un âge fertile en naufrages. En effet, dans le pénible combat qui se livre entre ce besoin et la pudeur, celle-ci ne serait pas toujours victorieuse, si une bonne et solide éducation, la sollicitude, la prévoyance maternelles ne venaient en aide à la jeune fille.

Chez la pubère forte, robuste, vigoureuse, jouissant habituellement d'une bonne santé, surtout chez celle de la campagne menant une vie sobre, active, laborieuse, la menstruation n'est qu'un nuage dans le ciel d'un beau jour. Il n'en est pas malheureusement de même chez la jeune fille frêle, débile, délicate, souffreteuse, ayant une vie sédentaire, oisive, ou chez celle qui est fatalement douée de ce tempérament et de cette constitution dont le lymphatisme est la manifestation la plus ordinaire. Chez la plupart de ces êtres souffrants la menstruation ne peut s'établir, ou s'établit d'une manière irrégulière ou insuffisante. C'est alors que les eaux de la *Saint-Jean*, de la *Rigolette*, de la *Dominique* interviennent d'une manière avantageuse, en réveillant l'appétit, en favorisant la nutrition et l'assimilation, et, par suite, en reconstituant l'état normal du sang, qui, devenu plus excitant, va tirer du sommeil dans lequel sont plongés les organes génitaux, et y provoquer cet état fluxionnaire qui doit amener une des fonctions les plus importantes de la vie de la femme.

XVIIe OBSERVALION.

Mademoiselle G. D..., âgée de seize ans, d'une constitution délicate, d'un tempérament lymphatique, n'a éprouvé jusqu'à quinze ans, d'autres maladies que celles qui sont le partage ordinaire de l'enfance. Depuis un an, cette intéressante malade ressent continuellement des douleurs vagues dans tout le corps, des engourdissements des membres, des pesanteurs dans les lombes, et par intervalles des maux de tête, des anxiétés précordiales, des bâillements, des pendiculations; *elle souffre partout; son imagination vagabonde ici, puis là; elle ignore ce qu'elle a; elle désire tout ce qu'elle ne peut obtenir, et ne veut rien de tout ce qu'on pourrait lui procurer; elle ne sait pas ce qu'elle veut; elle est bien à plaindre !!*

Etat de la malade. — Mademoiselle G D... est grande, élancée, fluette; ses traits effilés, ses yeux pleins de langueur, sa peau d'un blanc mat, sa démarche nonchalante, tout en elle dénote une chloro-anémie prononcée. La langue est pâle, large, humide; les digestions sont lentes, la constipation est habituelle, l'appétit est nul, capricieux, bizarre; elle est frileuse, triste, abattue, fantasque, exigeante; sa démarche est lente, pénible; elle ne quitterait jamais le lit!

Après m'être assuré que les organes thoraciques étaient sains, je prescrivis à la malade l'eau de la *Rigolette* et de la *Dominique* à petite dose. Sous l'influence de l'eau de ces deux sources, la malade sentit son appétit se réveiller au bout de quinze jours. Au vingtième jour, les forces reparurent, les digestions s'améliorèrent, tous les symptômes que nous avons signalés s'amoindrirent; l'écoulement menstruel eut lieu sans accident notable; et, après un traitement d'un mois, cette malade nous quitta avec toutes les apparences d'une santé que le temps a raffermie.

REMARQUES.

Il est pour moi de la plus grande évidence que chez les chlorotiques, les anémiques, non encore menstruées, « *la principale et la première indication à remplir consiste à faire manger et à faire digérer les malades.*»

L'appareil digestif doit donc, avant tout autre, solliciter l'attention du médecin. Chez toutes les anémiques, les chlorotiques que j'ai soignées, l'eau de la *Rigolette d'abord,* puis celle de la *Dominique,* ont rétabli la santé générale avant de provoquer le flux utérin.

Toutes les fonctions de la femme sont pour ainsi dire sous la dépendance de l'organe par lequel la femme est ce qu'elle est. *Mulier est quod est propter uterum.* La plupart des désordres nerveux auxquels les femmes sont exposées ne cessent qu'après la guérison des maladies de l'utérus. Cet organe manifeste son état morbide par une douleur qui se fait sentir dans les lombes, l'hypogastre, l'aine, les hypocondres, etc.

La cause la plus commune, et celle qui donne lieu à presque toutes les lésions organiques de l'utérus, est la congestion sanguine qui reconnaît elle-même plusieurs causes. Mais entrons dans quelques détails sur une affection si digne de notre étude.

Il s'est fait, à partir du célèbre professeur Récamier, un retour vers les idées réellement médicales au sujet des maladies des organes utérins. Un grand nombre de médecins, la généralité même, les regardait comme entièrement locales, sans aucun lien avec l'état de santé générale et les traitaient comme telles à l'aide d'une médication exclusivement locale, qui presque toujours échouait. Récamier enseigna que toutes les affections utérines, au lieu d'être des maladies isolées, se rattachaient presque toujours à des troubles de l'innervation ou de la nutrition; que la plupart des femmes qu'elles affectent sont d'une constitution primitivement faible ou appauvrie, extrêmement excitables ou nerveuses; qu'en même temps, et même avant tout autre phénomène, elles ont éprouvé des troubles du côté des fonctions digestives, tels que : perte de l'appétit, digestions lentes, pénibles, constipations opiniâtres, etc., etc.; que chez beaucoup on pouvait observer tous les symptômes de la chloro-anémie; il vit dans ses états de souffrance la cause qui produit et entretient le catarrhe utérin, les pertes blanches, les granulations du col. —Aussi, sans négliger le traitement local, Récamier proposa-t-il pour but de modifier la constitution.

Quand, au lieu de n'examiner que la lésion, on cherche à remonter aux causes, on trouve chez la plupart des femmes, l'anémie et la chlorose, résultat d'un régime insuffisant ou malsain, de fatigues, de chagrins, de défaut d'exercice, de privation d'air et de lumière. Il n'est pas jusqu'à certaines causes mécaniques qu'on ne puisse ranger dans cette grande catégorie; telle par exemple l'accumulation des matières fécales dans le gros intestin, etc.

Combattre l'état maladif des organes génitaux sans se préoccuper de l'état général, c'est donc négliger la cause première et s'exposer aux récidives; mais que la maladie primitive soit connue ou ignorée, l'emploi des eaux de Vals, sources *Rigolette* et *Dominique,* sera également favorable à la cure de l'état local et de l'état général.

Il est utile à ce propos de citer une observation clinique dans laquelle l'état du sujet et la modification obtenue par ce traiment nous semblent avoir une importance réelle.

XVIIIe OBSERVATION.

Madame B..., âgée de cinquante ans, d'une petite taille, d'une constitution délicate, réglée à quinze ans, mariée à dix-neuf, mère à vingt, avait constamment joui d'une assez bonne santé, lorsqu'à quarante-sept ans la menstruation régulière fut remplacé par des pertes fréquentes.

A cinquante ans, un écoulement d'abord blanchâtre, jaunâtre, puis sanguinolent et fétide, se déclara et fut combattu par tous les moyens qu'on a l'habitude d'employer dans ces sortes d'accidents pathologiques.

Etat général. — Constitution affaiblie, chloro-anémie prononcée, accidents gastralgiques, névropathiques fréquents, constipation opiniâtre, faiblesse musculaire très grande, douleurs lombaires, hypagastriques, crurales continuelles, mais peu prononcées; caractère irritable, capricieux, fantasque, etc.

Etat local. — Parties génitales externes peu sensibles, presque froides, facilement dilatables; au toucher vaginal, on peut constater que le col de l'utérus, incliné à gauche, est le siége d'un véritable engorgement; en effet, il est mou, spongieux, indolent; le vagin apparaît tapissé de mucosité filantes d'une couleur jaunâtre; le col entrouvert, légèrement gonflé, laisse suinter une exsudation fibro-plastique jaunâtre, épaisse, adhérente.

La chloro-anémie se manifeste par une décoloration générale de la peau et des muqueuses, par la bouffissure de la face, et des extrémités inférieures, par des bruits de souffle divers dans les gros vaisseaux et notamment dans les carotides, par la lenteur et la difficulté des mouvements; l'état dyspeptique se traduit par des digestions difficiles, pénibles, lentes, et par une constipation que rien n'a pu vaincre.

Je prescris à la malade l'eau de la source *Rigolette*, à ses repas et à la dose de deux demi-verres le matin et quatre demi-verres le soir; et plusieurs fois par jour des injections locales avec la même eau.

Sous l'influence de ce traitement, suivi pendant quinze jours consécutifs avec exactitude, on put constater une amélioration sensible dans l'état général. La peau et les muqueuses avaient pris une légère teinte rosée; les pulsations des carotides étaient moins prononcées, les accidents dyspeptiques, névropathiques, s'étaient amendés

L'état local, sauf une très légère diminution dans les sécrétions vaginales et utérines, était resté le même et donnait toujours lieu aux symptômes que nous avons décrits.

Nous fîmes continuer le même traitement; mais nous ordonnâmes l'eau de la source *Dominique*, aux mêmes doses que ci-dessus.

Sous l'influence de ces eaux ferro-manganiques, employées pendant quinze autres jours, tous, ou presque tous les accidents chloro-anémiques, dyspeptiques, gastralgiques, névropathiques, s'amendèrent au point d'inspirer à la malade la confiance d'une guérison prochaine.

Les sécrétions vaginales et utérines étaient taries, mais le col était encore légèrement entr'ouvert, et le corps de l'utérus, toujours incliné à gauche, restait mou et flasque; l'amélioration était peu prononcée localement ici; mais elle était grande dans les manifestations auxquelles l'engorgement donne lieu; je veux dire dans les douleurs lombaires, hypogastriques crurales, etc.

Le peu d'amélioration qu'avait éprouvé l'engorgement utérin ne m'inspirait nulle crainte, l'expérience m'avait démontré que ce n'était qu'après un mois ou six semaines que l'organe revenait à son état normal. En effet, vers la fin du mois de septembre suivant, Madame B... vint me voir, elle se disait guérie.

XIXe OBSERVATION.

Madame X..., des environs de Lyon, me fut adressée par M. le docteur Capony, de Givors. Cet honorable confrère me disait dans une lettre, dont j'extrais les passages suivants : Née d'une mère morte phthisique et d'un père valétudinaire, Madame X... resta, pendant son enfance et son adolescence, faible, chétive, souffreteuse, elle eut plusieurs adénites cervicales dont quelques unes, en donnant lieu à des abcès aussi étendus que profonds, ont laissé des traces indélébiles et dégoûtantes de leur longue existence.

Avant son mariage, Madame X..., très irrégulièrement menstruée, était sujette sept à huit jours avant et sept à huit jours après ses règles, à un flux leucorrhéique abondant, acre et de mauvaise odeur, lequel flux, malgré des soins assidus, avait fini par irriter la vulve, et par y déterminer une affection eczémateuse qui provoquait des démangeaisons insupportables, etc.

Sous l'influence de ce flux leucorrhéique, que des rapports fréquents d'un mari robuste avaient singulièrement augmenté, la santé générale, déjà bien faible, fut bientôt fortement compromises.

J'ai tout employé pour tirer Madame X... de l'état chloro-anémique dans lequel elle était plongée depuis longues années, je n'ai pu y réussir, j'espère que vos eaux rétabliront une constitution fortement ébranlée, et qu'elles triompheront d'un flux que je regarde comme la cause générale qui a déjà trop compromis non-seulement la santé, mais encore la vie de cette intéressante malade que je confie à vos bons soins.

État de la malade. — Madame X..., âgée de vingt-six ans, d'une constitution éminemment lymphatique, offre tous les signes d'une hydroémie très accusée; elle est comme bouffie; la peau, d'une blancheur mate, est transparante et luisante, la teinte rosée des pommettes, contrastant avec la blancheur des ailes du nez et des lèvres, donne à la malade un air de santé; les cicatrices qu'elle porte au cou, sous les oreilles, sous le maxillaire inférieur, ont de grandes proportions, et ont conservé une couleur d'un rouge bleuâtre qui fait peine à voir.

Madame X... est depuis cinq à six mois sans appétit, les digestions sont d'une longueur désespérante, et cependant, quand elle ne mange pas, elle éprouve des *défaillances* d'estomac, des étourdissements, comme si elle allait s'évanouir. Les gencives sont pâles, la langue est large et sans enduit, l'abdomen déprimé, souple et indolent; rien d'inquiétant du côté des poumons; les battements du cœur sont fréquents, tumultueux, à faible impulsion; il n'existe pas de bruits anormaux, les membres inférieurs sont œdématiés surtout aux malléoles.

Au spéculum, je constate que la muqueuse urétro-vaginale présente, dans presque toute son étendue, un état granuleux qui semble d'origine eczémateuse. Ces granulations apparaissent plus nombreuses et plus étendues au col utérin d'où s'échappe un flux abondant, analogue à du blanc d'œuf; mais d'une fétidité repoussante.

Je prescris à cette malade l'eau de la Rigolette, puis celle de la Dominique, à la dose de huit demi-verres le matin et de six demi-verres le soir.

Sous l'influence de ce traitement simple, mais suivi avec exactitude, la malade se trouva mieux en moins de quinze jours. L'appétit avait reparu et pouvait être satisfait sans danger; les digestions se faisaient sans le moindre danger; le sommeil, perdu, était bon, les forces revenaient d'une manière étonnante, tout était pour le mieux; de manière qu'après vingt-cinq jours de traitement, à part l'affection locale qui laissait encore quelque chose à désirer, une guérison radicale était probable, si elle n'était pas certaine.

M. le docteur Capony m'apprit, deux mois après, que Madame X.... était entièrement guérie.

REMARQUES

Tous les praticiens savent que la leucorrhée est une affection très commune chez les femmes qui habitent les grandes villes, chez celles surtout qui vivent dans le luxe et dans l'oisiveté, ou qui sont fatalement douées de ce tempérament qu'on appelle lymphatique; ils savent aussi quelle sévit, avec une cruelle intensité, chez presque toutes les chloro-anémiques. Quand cette maladie existe depuis quelques temps, elle exerce sur les affections digestives et subsidiairement sur la nutrition et l'assimilation une influence funeste. Cette explication donne raison à ceux qui reprochent au traitement des affections utérines d'être trop local.

Il importe donc, sans trop négliger le traitement local, de *faire manger la malade,* puis une fois la fonction digestive régularisée, l'assimilation et la nutrition s'accomplissent, et sous l'influence d'une bonne et solide alimentation, la reconstitution du fluide sanguin s'opère d'une manière favorable et souvent inattendue comme dans l'observation ci-dessus.

Nous avons pu, dans d'assez nombreuses circonstances, guérir des leucorrhées abondantes et de *mauvaise nature* avec les eaux de la Rigollette d'abord, puis avec celle de la Dominique, prises à la dose d'un litre à un litre et demi par jour, en continuant ce traitement trente à quarante jours de suite. Je conseille à mes confrères d'essayer de ce traitement, il leur réussira souvent.

NÉVROSES CONVULSIVES.

CHORÉE.

Les essais tentés, dans le traitement de la chorée par les préparations arsénicales, par Alexandre, Girdlestone, Th. Martin, Salter, Basedom, Heinthal, Hénoch, Bebgie Percira, Babington, Hughes, Rombery, Germain Sée, Grégoire, Maton, Reese, Aran, Royer, Bouchut, Millet, Isnard, etc., etc., nous donnèrent l'idée d'employer l'eau fero-arsénicale de la Domique contre cette affection.

Ler observations que j'ai pu recueillir sont encore fort peu nombreuses, mais les résultats que j'ai obtenus m'autorisent à penser que l'eau ferro-arsénicale de Vals exercera une action curative puissante sur la chorée. Est-ce à dire qu'elle réussira toujours? Non certes : elle échouera ; mais, dans ma conviction, elle est appelée à rendre des services plus signalés que les autres préparations arsénicales pharmaceutiques.

Dans les six cas de chorée que j'ai observés à Vals, j'ai pu me convaincre de cette vérité, qui semble d'abord un paradoxe, à savoir que nos eaux réussissent mieux dans les chorées anciennes et invétérées que dans les chorées aigües, recentes et peu intenses. Cette observation n'avait pas échappé à M. Isnard.

Selon cet habile praticien, « L'intensité des symptômes, comme leur ancienneté, loin d'être opposée, est plutôt favorable que contraire à l'efficacité de l'arsenic. »

Romberg avait aussi signalé que les chorées, qui se font remarquer par leur caractère opiniâtre et rebelle, étaient précisément celles qui sont le plus avantageusement influencées par l'arsenic. M. Aran assure que cet héroïque agent convient surtout dans les chorées accompagnées d'accidents bizarres. Il appelle l'arsenic, *l'ancre de salut des chorées anormales.*

D'après mon expérience personnelle, je puis assurer que toutes les fois que l'eau de la Dominique sera employée avec prudence et précaution elle ne provoquera aucun accident sérieux. Le mot arsenic ne doit plus effrayer les praticiens. N'emploient-ils pas tous les jours des agents d'une plus grande énergie? La strychnine, par exemple. Donc plus de terreurs imaginaires. M. Isnard, qui emploie souvent les préparations arsénicales dit en parlant de cette médication : « pour moi je n'hé-
« siterai pas à la préférer, en général, aux autres médications;
« en voici les motifs : jouissant d'une complète innocuité, elle
« est mieux tolérée, moins incommode et moins fatigante ; elle
« est, en un mot, d'une administration plus facile ; avantage
« précieux surtout en face des exigences de la pratique civile;
« elle prévient plus sûrement les récidives, nullement rares
« après l'emploi de l'émétique comme le prouvent nos propres
« recherches; enfin, par les effets toniques, névrosthéniques
« et reconstituant, par son action modificatrice profonde, spé-
« ciale sur l'économie, elle s'adresse mieux à toutes les causes
« capables d'amoindrir les forces, d'appauvrir le sang, de per-
« vertir les fonctions nerveuses, et elle convient merveilleuse-
« ment pour combattre l'élément diathésique quel qu'il soit.

« Son influence est manifeste dans le traitement de la cho-
« rée. »

Ne dirait-on pas en lisant ces lignes qu'elles ont été écrites à
Vals, à la suite de l'emploi de l'eau de la Dominique. Pour mon
compte, elles m'ont paru si bien s'y adapter que j'ai cru devoir
m'en emparer, comme étant ma propriété, tant elles reflettent
ma pensée et sont conformes à ma manière de voir.

Comment agit l'arsenic ? Nous ne saurions le dire, pas plus
que nous pouvons nous rendre compte de son action héroïque
dans certaines diathèses herpétiques, dans les eczémas chroniques, le psoriasis, et dans cette autre névrose décorée du nom
de fièvre intermittente ; pas plus que nous comprenons les effets physiologiques chez les animaux dont il facilite l'entraîne-
ment, et chez les arsénicophages du Tyrol, qui lui doivent un
visage frais, un embonpoint présentable, une respiration plus
facile, etc.

Il résulte des études auxquelles je me suis livré que l'émétique, la strychnine, le sulfate de fer, le zinc, l'électricité, les
bains sulfureux, l'immersion subite dans l'eau froide, l'hydrothérapie, ne viennent que sur un plan inférieur dans le traitement de la chorée invétérée et récidivée et que c'est aux préparations arsénicales et surtout à l'eau de la Dominique qu'il
convient d'avoir recours si l'on veut obtenir une guérison durable et permanente.

Nous pourrions multiplier les citations à l'infini, celles-ci
nous paraissent suffisantes pour prouver que la médication arsénicale jouit d'une grande efficacité dans le traitement de la
chorée, quel que soit d'ailleurs le degré d'intensité et d'ancienneté de cette singulière affection. (1)

---

(1) La maladie qui porte aujourd'hui le nom de Chorée, a été longtemps
désignée sous celui de danse de Saint-Guy. L'origine de cette dernière dénomination mérite que nous nous y arrêtions un instant. On prétend que,
vers le XVme siècle, cette maladie était endémique en Souabe, et que les

XXᵉ OBSERVATION.

M. le docteur Barbot, de Mende, m'adressa, en 1854, une jeune paysanne du département de la Lozère, qui, à la suite d'une vive frayeur, —
elle avait été poursuivie par un chien atteint d'hydrophobie — fut instantanément prise de chorée unilatérale.

Mon ancien condisciple et très regrettable ami, avait tout mis en usage
pour enrayer la marche de cette affection : rien n'avait réussi. En désespoir
de cause, il m'adressa cette intéressante malade, pensant que l'eau de la
Dominique en provoquant la menstruation, pourrait amener avec cette
nouvelle fonction, un peu de soulagement à une affection qui, après avoir
porté une atteinte grave à l'intelligence, menaçait la vie de la jeune malade.

La malade est âgée de quinze ans à peine; elle est bien constitué; elle
n'a, dans son enfance, été sujette qu'à très peu de maladies, dont aucune
n'a été le moindrement sérieuse ; elle était douée d'un caractère gai, expan-
sif, d'un esprit vif et enjoué.

La jeune choréique ne peut marcher droit devant elle ; elle décrit continuellement, si elle n'est appuyée ou soutenue, une série de zig-zags irréguliers. Il lui arrive même quelquefois de tomber à la renverse, quand
elle accroche une jambe contre l'autre. Une fois par terre, elle roule
sur elle-même sans pouvoir se relever. Le bras gauche et la jambe
du même côté sont dans un mouvement presque continuel. Le bras droit est
agité par des mouvements choréiques tels que c'est à grand' peine que la
malade peut porter à ses lèvres un verre à demi-plein d'eau, sans en verser
le contenu. Le pied gauche dans la station debout et au repos, est presque
toujours en mouvement, et tend, par de petites secousses, à déplacer le
pied droit sur lequel elle monte. La face est agitée par de légères grimaces
et même par quelques contorsions.

---

habitants de cette contrée se rendaient chaque année, au mois de mai, à une
chapelle rurale, près d'Ulm, dédiée à Saint Weit, en France saint Guy,
pour demander à ce saint la grâce d'être guéris ou préservés de cette maladie. Sydenham, qui a dessiné de main de maître le tableau de cette bizarre
affection, fait mention de l'affluence du peuple à cette chapelle, où les
personnes des deux sexes venaient, à jour précis, sauter et danser d'une manière extravagante et fanatique. De là, la dénomination de danse de saint
Weit ou de saint Guy.

La jeune malade est plongée, ou paraît plongée, dans un état d'hébétude assez prononcé; elle est irascible, capricieuse et peureuse à l'excès; elle a sensiblement maigri; son appétit est de beaucoup diminué; le sommeil est court et agité; la parole est embarrassée, les idées sont suivies, mais lourdes.

Sous l'influence de l'eau de la Dominique en boisson, en lavements, en frictions sur tout le corps, cette intéressante malade vit, en moins de vingt jours, diminuer les mouvements convulsifs dont elle était atteinte; l'appétit se fit vivement sentir, et pouvait être satisfait sans danger, la menstruation parut, elle fut peu abondante, mais nullement pénible, le sommeil fut meilleur; l'hébétude me sembla profiter de l'amélioration générale, bref, la jeune choréique était dans un état satisfaisant; elle le reconnaissait elle-même; elle pouvait se tenir debout sans que le pied gauche montât sur le pied droit; sa marche était plus assurée, et si parfois elle s'écartait de la ligne qu'elle voulait suivre, elle n'avait qu'à s'arrêter et à reprendre sa marche pour aller droit au but; le bégaiement était moins prononcé, il ne restait plus que quelques mouvements convulsifs de la face.

XXIe OBSERVATION.

Une paysanne du département de la Haute-Loire vint, la saison thermale dernière, demander aux eaux de la Dominique la guérison d'une chorée générale dont elle était atteinte depuis un an et qui avait été amendée par diverses médications tour à tour mises en usage par les médecins du Puy et de Saugues.

Cette fille, d'une stature élevée, d'un tempérament nervoso-sanguin, d'une constitution forte, éprouve encore des mouvements désordonnés, continuels et irrésistibles des muscles de la face et de ceux des bras et des jambes. Elle ne peut faire un ou deux kilomètres au plus sans voir sa marche brusquement suspendue et son corps porté en arrière, marchant à reculons jusqu'à ce qu'elle tombe ou qu'elle trouve un point d'appui qu'elle saisit avec une sorte d'égarement et de frénésie. Ce mouvement de recul se fait tantôt en ligne droite, tantôt en lignes brisées, mais toujours involontairement. La malade éprouve une sorte de bégaiement ou plutôt de balbutiement, quelquefois pénible, toujours désagréable. Chez cette malade, les facultés intellectuelles ont subi une atteinte assez grave, qui la rend timide et honteuse de son état d'infirmité.

La malade prend d'abord quatre verres d'eau de la Dominique en boisson le matin à jeun et autant le soir vers les trois heures; elle prend un lavement le matin en sortant du lit avec un verre d'eau de cette source, et se fait pratiquer tous les soirs, par sa mère, au moyen d'une éponge, des frictions par tout le corps. Sous l'influence de ce traitement, employé avec précaution, mais avec assiduité, persévérance, la malade se trouva guérie en vingt-quatre jours de traitement et elle est restée guérie.

XXIIᵉ OBSERVATION.

Une petite fille de sept ans, éprouvait des mouvements désordonnés des membres supérieurs et des membres inférieurs, avec une certaine difficulté de rester plus de dix minutes debout. A tout instant, les muscles de la face étaient tiraillés d'une manière horrible, elle portait les mains à la bouche avec embarras et même difficilement.

Sous la triple influence de l'eau de la Dominique en boisson, en lavements et en lotions, la coordination des mouvements réguliers s'opère, après un traitement de vingt jours, et la jeune malade, après avoir pris une caisse de vingt-cinq bouteilles d'eau de la Dominique, à domicile, se trouve dans un état si satisfaisant que la guérison ne fait plus pour ses parents l'objet d'un doute.

REMARQUES.

Qu'est-ce que la chorée? Est-ce un mode de l'irritation du cerveau? Est-ce une affection du cervelet qui, d'après les recherches de Rolando, Flourens, Magendie, Longet, Ch. Bernard, etc., etc., préside à la coordination des mouvements de station et de progression? On serait tenté de le penser, puisqu'il est vrai de dire que la chorée a pour caractères fondamentaux l'impossibilité de coordonner les mouvements de progression, de station et de préhension. Est-ce un mélange bizarre de convulsions et de paralysie?

Privés que nous sommes du flambeau de l'inspection directe, nous ne pouvons employer à la solution du problème que la lumière incertaine et douteuse de l'analogie et de l'induction. Ce que nous savons, c'est que nous pouvons être utile aux jeunes personnes atteintes de cette bizarre et pénible maladie.

Nous supplions nos confrères de nous fournir l'occasion d'étudier cette importante question.

Malgré le peu d'observations que nous avons pu recueillir, nous pouvons considérer, et nous considérons, les eaux ferro-arsénicales de la Dominique, comme l'agent le plus efficace, disons mieux, le plus héroïque qu'on puisse adresser aux cas les plus graves et les plus rebelles. Nous prions nos confrères, encore une fois, de nous fournir l'occasion de compléter nos études, leur promettant qu'ils auront rarement à se repentir de nous avoir accordé leur confiance.

MALADIES DE LA PEAU.

Aujourd'hui, MM. Devergie, Cazenave, Hardy, Bazin, etc., reconnaissent l'efficacité des préparations arsénicales dans les maladies cutanées. L'eau de la Dominique a déjà fait ses preuves.

XXIIIᵉ OBSERVATION.

M. le docteur Barret, de Carpentras, m'adressa, en 1854, une dame de cette ville atteinte d'une affection qui réclamait l'usage des bains alcalins. Cette dame avait amené avec elle un jeune garçon de six à sept ans, atteint d'un eczéma simple. Cette affection était caractérisée par un énorme développement de très petites vésicules d'où s'écoulait une sécrétion séreuse, qui se concrétait en croutes qui tombaient en poussière écailleuse et laissaient l'épiderme comme farineux.

Cet enfant est sous l'influence d'un lymphatisme très caractérisé; il est délicat, pâle, faible, et s'essoufle au moindre exercice : tout dans cette frêle organisation souffre et se détériore.

Je conseille à la mère de faire boire à son enfant l'eau de la Dominique par verre à liqueur; de lui faire prendre un bain alcalin tous les matins, et de lui pratiquer tous les soirs des frictions avec l'eau de cette source.

Sous l'influence de ce traitement, la santé générale s'améliora, l'eczéma participa de cette amélioration, et aujourd'hui cet enfant, dont la constitution s'est fortifiée, jouit d'une bonne santé, et n'a éprouvé aucune nouvelle atteinte de la maladie cutanée que j'avais constatée.

XXIVᵉ OBSERVATION.

Un médecin distingué des environs de Villeffranche (Rhône), m'adressa une demoiselle âgée de dix-huit ans, d'un tempérament évidemment lymphatique, ayant la peau d'un blanc et d'un finesse remarquables, les yeux bleus et les cheveux châtains clairs. Cette demoiselle porte sur les parties latérales du cou, de l'un et l'autre côté, des traces indélébiles d'ulcérations profondes et étendues.

A l'âge de seize ans, elle commença de voir paraître autour des oreilles un suintement abondant qui depuis n'a jamais cessé. Peu à peu tout le cuir chevelu fut pris du suintement qui existait aux oreilles. Du cuir chevelu ce suintement descendit aux paupières; il s'étend aujourd'hui même aux parties voisines du cuir chevelu.

Etat actuel de la malade. On aperçoit sur tout le cuir chevelu de petites vésicules remplies d'une sérosité jaunâtre qui mouille les cheveux et d'où s'exale une odeur fade, caséuse, nauséabonde. Cette sérosité se concrète en lamelles minces, molles, que la malade fait tomber aussitôt leur formation, au moyen de ses ongles, car leur accumulation détermine une démangeaison si vive qu'elle devient insupportable. Quand ces lamelles sont tombées ou arrachées, on constate que le cuir chevelu est couvert irrégulièrement de surfaces rouges, humides, qui sont souvent le siège d'une douleur piquante que la malade compare à un sentiment de brûlure.

Les cheveux de la malade sont longs et même épais et ne paraissait pas avoir trop souffert; la constitution n'est pas détériorée, la menstruation est régulière, mais peu abondante, précédée ou suivie d'un léger écoulement leucorrhéique; la malade jouit d'un passable appétit et dormirait bien sans la démangeaison qu'elle éprouve à la tête et qui est quelquefois très pénible.

Sous la triple influence de nos eaux alcalines et ferro-arsénicales en bains, en boissons, en lotions, cette malade trouva à Vals une amélioration qui est devenue, après un mois de l'usage de l'eau de la Dominique à domicile, une véritable et solide guérison.

XXVᵉ OBSERVATION.

Un praticien d'Arles (Bouches-du-Rhône), m'adressa, en 1863, une jeune fille de cette ville atteinte d'un eczéma chronique qui occupait tout le cuir chevelu, la face entière, le cou et descendait sur les épaules et même sur la moitié du sternum. Cette jeune malade était obligée, tant sa figure était hideuse à voir, de porter continuellement une voilette pour la cacher aux regards.

Cette malade est âgée de dix-huit ans à peine ; elle est brune, lymphatique, non encore régulièrement menstruée, elle a eu pendant son enfance des ganglionités dans le voisinage des parties affectées mais ces *gourmes n'ont jamais suppuré.*

Malgré l'avis de quelques confrères qui voulaient l'envoyer aux eaux de Neyrac, et qui prétendaient que je compromettais celles de Vals, je prescrivis à cette intéressante malade l'eau de la Dominique en boisson, en lotions, en applications, etc. Elle prenait régulièrement un bain alcalin tous les jours.

Sous l'influence de ce traitement continué pendant vingt-un jours, la jeune malade vit, avec un indicible plaisir, les plaques s'affaisser, devenir plus rares, enfin disparaître complètement. Ce fut alors une métarmophose aussi étonnante qu'inattendue. Tous les habitants de Vals, tous les baigneurs qui se trouvaient dans cette station ont été témoins de cette transformation. Cette cure fut, et est restée radicale.

L'année suivante, cette jeune fille est venue à Vals, par pure reconnaissance, elle était belle à ravir. Elle est aujourd'hui une jolie fille parmi les plus jolies filles que la ville d'Arles possède en si grand nombre.

XXVIe OBSERVATION.

Dorfin, Marie, âgée de trente-six-ans, lingère à Marchampt, d'un tempérament lymphatique, d'une constitution faible, sans cependant avoir eu de maladies antérieures. Son père a eu, tout le cours de sa vie, des croûtes aux jambes.

Elle entre le 4 janvier à l'hospice de l'Antiquaille, salle Sainte-Colette, n° 5. Elle porte sur les membres supérieurs, sur le cou et le visage, une éruption dont les caractères, peu faciles à distinguer, vu son ancienneté, permettent cependant de reconnaître un eczéma lichenoïde. Interrogée sur ses antécédents, voici ce qu'elle nous raconte : Réglée à dix-sept ans, sa menstruation a été régulière ; mais elle a souvent eu des pertes blanches ; mariée à vingt-deux ans, elle a eu trois enfants qui n'ont jamais présenté de maladies de la peau. En 1860, elle se fait une brûlure sur un des avant-bras, et un mois après, environ, elle voit apparaître autour de cette brûlure, guérie du reste, et large comme la paume de la main, une éruption en tout semblable à celle dont elle est maintenant affectée. Cette éruption ne tarde pas à s'étendre et occupe bientôt les deux membres supérieurs, le cou et le visage. La malade attribue l'apparition de sa dartre à l'application d'un linge imbibé de vert-de-gris sur la brûlure en voie de guérison. Traitée à cette époque par les bains sulfureux et l'eau d'Uriage, elle a vu l'éruption eczémateuse disparaître à peu près complètement. Mais un an après, celle-ci reparut vers l'automne avec moins d'intensité, il est vrai, pour disparaître, au bout de quelques mois, sans traitement aucun.

Depuis lors il y a eu, jusqu'à l'automne de 1866, des retours irréguliers de la maladie qui ne durait, d'ailleurs, que quelques semaines. Enfin en 1866, vers le milieu de l'automne, est apparu un eczéma lichénoïde, dont la durée et la gravité insolites ont engagé la malade à venir à l'hospice de l'Antiquaille.

Le lendemain de son entrée, 5 janvier, elle est soumise au traitement par l'eau de la *Dominique* (*intus et extra*), un verre matin et soir; application de compresses imbibées de cette eau sur les parties affectées; tisane de saponaire; le 12, on ajoute aux prescriptions une cuillerée de sirop anti-herpétique, de la pommade à l'iodure de souffre; on remplace la tisane de saponaire par la tisane dépurative.

Le 29, suspension de l'eau de la *Dominique*.

L'état de la malade à ce moment est assez satisfaisant; l'eczéma disparaît; il y a amélioration sensible; mais le lichen a subi peu de modifications; quoi qu'il en soit, la guérison a commencé.

Abstention d'eau pendant quinze jours. — Reprise vers le 10 février, pendant huit jours environ. — Nouvelle suspension jusqu'au 2 mars : la malade a constaté une recrudescence dans son affection, chaque fois que l'eau était supprimée.

Le 25 mars, l'état du bras gauche est notablement amélioré; la peau de l'avant-bras droit est encore dure, sèche, et elle est le siége d'une démangeaison assez vive en dehors de l'application du traitement.

L'éruption lichénoïde a cependant beaucoup diminuée. L'état du visage est très satisfaisant. — Reprise de l'eau de Vals (*intus et extra*). — La malade sort le 12 avril complètement guérie; la peau ne présente même plus de trace de sa rudesse primitive.

XXVIIe OBSERVALION.

Musset, Benoîte, dix-sept ans, de Pouilly (Loire), domestique, d'un tempérament sanguin, d'une bonne santé, entre à l'Antiquaille, le 9 novembre 1866 (salle Sainte-Colette, dans les service de M. le D' Bonnaric).

Visitée le lendemain de son arrivée, la malade présente un psoriasis, occupant tout le corps, des pieds jusqu'à la tête. Les plaques sont desséchées, excepté aux coudes et aux genoux, où elles occupent l'étendue d'une pièce de cinq francs environ.

Aux questions qu'on lui fait sur ses antécédents, elle répond qu'elle a été d'assez bonne santé, mais qu'il y a dix ans, elle fut pendant trente jours atteinte d'une fièvre typhoïde qui n'a pas laissé de traces. Un an auparavant une éruption squammeuse analogue au psoriasis dont elle est actuellement affectée, s'était développée sur les coudes, les genoux et la surface antérieure des jambes ; quelques plaques discrètes, un peu plus confluentes au niveau des articulations, constituaient toute la maladie. Celle-ci n'a point été modifiée par la fièvre typhoïde. L'éruption reste stationnaire jusqu'à seize ans ; aucun traitement n'a d'ailleurs été dirigé contre elle pendant tout ce temps. A cette époque, extension rapide de la maladie sur toute l'étendue des membres supérieurs. Traitement par des pommades dont la malade ignore la composition, bains; guérison incomplète, il persiste encore quelques squames aux coudes et aux genoux. Tois ou quatre mois plus tard, réapparition des plaques avec extension sur toute la poitrine. Quelques temps après, c'est-à-dire à seize ans et demi, établissement de la menstruation, et sous cette influence, sans traitement aucun, dispartion complète des plaques psoriasiques, si ce n'est aux coudes et aux genoux. Cette guérison n'est que passagère, car au bout de huit ou neuf mois une nouvelle éruption, encore plus étendue que la précédente, puisqu'elle occupe tout le corps, apparaît, et décide la malade à entrer à l'Antiquaille pour y subir un traitement. Notons que la menstruation, régulière dans les trois ou quatre premiers mois de son apparition, venait de subir une très grande irrégularité pendant les trois mois qui ont précédé la dernière éruption. En effet, l'écoulement menstruel a été suspendu pendant deux mois et aujourd'hui il revient, tantôt tous les deux mois, tantôt tous les mois, quelquefois même tous les quinze jours. Telle est l'histoire de la malade.

Le 11 novembre, deux jours arprès son entrée à l'hospice, on prescrit : Tisane dépurative avec 0, 25 c. d'iodure de potassium, un globule d'acide arsénieux, une pilule de conicine et de la pommade à l'iodo-chlorure de mercure 1/60. Le 29 novembre, suspension de la pommade qui a produit un peu de stomatite. Gargarisme astreingent. Purgation. La pommade mercurielle est remplacée, le 5 décembre, par une autre composée de camphre, goudron et calomel.

Ce traitement est continué jusqu'aux derniers jours de décembre, époque à laquelle tout a été suspendu. A ce moment, il a été permis de constater une amélioration sensible dans l'état de la malade ; les plaques avaient pâli partout, les squames étaient tombées en partie; mais les taches étaient encore très visibles, surtout aux coudes et aux genoux, localisation primitive du psoriasis.

Du 22 décembre 1866 au 5 janvier 1867, pas de traitement.

Le 5 janvier, eau de la *Dominique,* un verre matin et soir, application de compresses trempées dans cette eau sur les parties malades, le plus de temps possible.

Le 29 janvier, suspension du traitement, faute d'eau.

L'amélioration de la maladie sous l'influence du traitement antérieur au 5 janvier, a fait, par le moyen de l'eau de Vals, des progrès très visibles; un plus grand nombre de plaques psoriasiques, de gouttelettes *(psoriasis guttata),* ont disparu, mais il en reste encore aux bras et aux jambes, ainsi qu'au visage et sur quelques points disséminés du corps. La malade n'est pas encore guérie.

Abstention d'eau pendant quinze jours. — Reprise pendant une huitaine de jours; nouvelle suspension jusqu'au 2 mars. A cette époque, reprise.

Au 25 Mars, la malade ne présente plus que des traces de son affection primitive aux deux coudes. Les deux genoux présentent un peu de rougeur. Le reste du corps est entièrement guéri.

XXVIIIe OBSERVATION.

Psoriasis localisé. — Agathe Copin, âgée de vingt-huit ans, de Saint-Etienne (Loire), veloutière, d'un tempérament lymphatique. — Pas de maladie de peau dans la famille ; un de ses frères seulement a eu une tumeur blanche à l'un des genoux.

Elle entre le 20 octobre 1866 à l'hospice, dans la salle Sainte-Colette (n° 7). Elle est affectée, depuis six ans, d'un psoriasis localisé aux avant-bras et aux jambes. La maladie primitive, limitée aux coudes et aux jambes, s'est étendue successivement, et peu à peu, sans que des pommades dont la malade ignore la nature, et qui, du reste, ne furent employées que peu de temps, aient en rien modifié l'éruption.

Mariée à vingt ans, deux grossesses successives n'ont amené aucun changement du côté de la dermatose. Elle entre à l'hospice de l'Antiquaille sur le conseil de ses parents, dans le service de M. Bonnaric. On la soumet le 24 octobre au traitement suivant : tisane dépurative, un globule d'acide arsénicux, pommade au goudron; le 12 novembre, on ajoute aux prescriptions quatre pilules d'aloës et de savon ; le 26, on remplace la pommade de goudron par celle à l'iodo-chlorure de mercure. Le 23 décembre, suspension de toutes les prescriptions. A cette époque, le psoriasis s'est sensiblement amélioré, quelques plaques ont disparu; pas de traitement pendant un mois. Le 5 février, eau de la *Dominique*, un verre matin et soir ; compresses de la même eau sur les parties malades, et après un certain temps, l'on constate pour cette malade le même résultat que pour celle de l'observation n° 2, c'est-à-dire, amélioration très sensible, disparition de quelques plaques, pâleur de celles restantes, mais pas de guérison complète, ce qui peut être attribué au manque d'eau qui a eu lieu pendant quinze jours, après lesquels elle n'a été reprise que pendant huit. Enfin, au bout de ces huit jours, la malade sort de l'hospice dans un état de santé bien amélioré, mais, avons-nous dit, non complètement rétablie.

XXIXᵉ OBSERVATION.

Eczéma lichénoïde des bras, des pieds et du dos des mains. — Marie Sartie âgée de trente-deux ans, de Selle-Barmontaire, lingère, d'un tempérament lymphatique, entre, le 8 octobre 1866, à l'hospice, salle Sainte-Philomène n° 1; elle est affectée d'un eczéma chronique des bras, des pieds et du dos des mains, faible de constitution, elle a été réglée à quatorze ans, mais très irrégulièrement, depuis l'âge de quinze ans elle est leucorrhéique. Vers cette même époque, apparaît un eczéma autour des poignets et sur la face antérieure des avant-bras. Elle n'a pas subi de traitement jusqu'en décembre 1864, et dans l'intervalle, l'éruption semblait, dit la malade, prendre de l'extension et devenir plus intense par suite de l'irrégularité des époques menstruelles.

En 1864, elle entre, le 15 décembre, à l'Antiquaille (salle sainte Marie), y reste quatre mois, pendant lesquels, sous l'influence d'un traitement approprié, l'éruption disparaît complètement. Trois mois après la sortie de la malade, réapparition de l'eczéma : nouveau traitement, succès incomplet. Vers la fin de 1865, extension de la maladie aux pieds. Traitement à la consultation gratuite par des pommades au goudron, des prises de soufre et d'arsenic. Persistance de la maladie. Enfin, en octobre 1866, Marie Sartie entre de nouveau à l'hospice pour être soumise au traitement suivant:

10 octobre. — Tisane dépurative — une cuillerée de sirop anti-herpéti-

que — pommade composée de manganèse, 1 gr., soufre, 0, 50, onguent ci-
trin et rosat, q. s. — Bains sulfureux.

24 octobre. — Purgation.

12 janvier 1867. — Pommade de la veuve Farnier.

Sous l'influence du traitement précédent, la maladie s'est légèrement
améliorée aux bras, mais les pieds ne sont point modifiés.

16 janvier. — Suspension de prescriptions. — Traitement par l'eau de la
Dominique *(intus et extra)*, un verre matin et soir, ainsi que des compresses imbibées de cette eau sur les parties malades.

29 janvier. — Suspension du traitement faute d'eau. A ce moment, l'eczéma présente une amelioration considérable; il a diminué d'un tiers
de son étendue primitive, et ce qui reste est très sensiblement modifié,
l'épiderme complètement sec, présente à peine quelques squames; il est
légèrement violacé; il n'y a ni douleur ni prurit, mais il faudrait encore
plusieurs semaines de traitement pour compléter la guérison.

Quand au lichen, il n'y en a presque plus de traces sur les bras, et il
a complètement disparu sur les pieds.

Après avoir manqué pendant quinze jours, l'eau est reprise le 10 février,
pendant huit jours environ, puis suspendue jusqu'au 2 mars, reprise à
cette dernière époque. Le 25 mars, le pied gauche est en voie d'amélioration, et n'offre plus que quelques papules lichénoïdes, mais l'éruption
du pieds droit a subi une recrudescence. La peau est rouge, l'éruption
eczématolichénoïde est assez confluente.

Sous l'influence de l'eau de la *Dominique*, reprise le 2 mars, avons-nous
dit *(intus et extra)*, on constate, le 15 avril, la disparition complète de
toute éruption cutanée, soit aux jambes. soit aux bras, et le 25 avril, jour
du départ de la malade, sa guérison ne s'était pas encore démentie.

Nous pourrions multiplier à l'infini les observations de guérison de l'eczéma du cuir chevelu, de l'eczéma de la face, des
oreilles, des mamelles, de la région ombilicale, du prépuce, du
périnée, de la marge de l'anus, de la partie interne des cuisses
(intertigo), de la vulve, de la membrane muqueuse du vagin,
des membres inférieurs et supérieurs, des mains, du coude,
des aisselles, etc., à quoi cela nous avancerait-il? N'est-il pas
surabondamment prouvé que l'arsenic est très-efficace dans le
traitement des affections vésiculeuses, papuleuses, squammeuses,

pustuleuses et tuberculeuses de la peau, alors surtout, qu'on emploie simultanément l'eau de la Dominique et les bains alcalins comme le recommandent expressément MM. Cazenave, Devergie, Biett, Hardy, Marchand, Millet etc.

Il est bien entendu que nous ne guérissons à Vals que les maladies cutanées qui ont perdu toute acuité, quand elles sont passées à l'état chronique et très chronique. Nous avons pu observer que ces affections, dans la première et la seconde période, non seulement ne guérissaient pas, mais qu'elles étaient aggravées. Aussi, ne doit-on diriger sur Vals que les malades atteints de dermatoses dont tous les symptômes inflammatoires ont disparu. Ceci est de rigueur.

CACHEXIES.

Dans l'état actuel de la science, le mot cachexie est une de ces expressions vagues qu'on est embarrassé de définir et qui ne s'adressent par elles-mêmes à un ordre de faits nettement déterminées. Il signifie généralement un état d'altération générale et profonde de l'organisme et par suite d'une maladie chronique grave et prolongée, et spécialement aux périodes ultimes des états diathésiques.

Cette affection est généralement caractérisée par la bouffissure et l'infiltration de la face et des extrémités inférieures, par la teinte jaune paille de la peau, par un sang fluide et trop séreux, par la perte de cohésion de la plupart des tissus et les langueurs de toutes les fonctions que l'on observe à la fin de certaines maladies parvenues à leur plus haut degré. On dit cachexie syphilitique, scrofuleuse, métallique, paludéenne, afin de donner une signification réelle à cette affection générale.

Nous allons étudier ces diverses cachexies au point de vue de leur traitement par nos eaux ferro-arsénicales.

Depuis deux cents ans et plus, les eaux de la Dominique ont

été employées contre toutes ces cachexies. Sous la salutaire influence de ces eaux, on a maintes fois constaté que les affections qui les avaient produites et qui les entretenaient disparaissaient en même temps que la constitution se reconfortait et rentrait dans l'état normal.

CACHEXIE SYPHILITIQUE.

Zugenbülher, Gidlestone, Adams, Ader, Horn, Thomas, Morisson, Follopia, Libavius, F. Hoffman, Buchner, Klaprot, Heiher, Sicherer, J. Bernard, Teissier, Hunt, Biett, Bertherand, Ricord, etc., assurent que les préparations arsénicales peuvent être, et sont en effet, avantageusement employées dans les accidents secondaires et tertiaires rebelles aux préparations mercurielles et à celles du bromure de potassium que M. Ricord, dans de belles recherches, a placées au rang des spécifiques.

XXXe OBSERVATION.

Un honorable médecin de Marseille m'adressa en 1864, un homme âgé de trente-sept ans atteint depuis depuis vingt-deux mois d'une cachexie syphil'tique très prononcée.

Après un mur examen, je reconnus que ce malade n'était pas entièrement guéri de l'affection vénérienne qui avait exigé un traitement mercuriel long et énergique. En effet, la peau offrait çà et là de nombreuses syphilides; de plus, le voile du palais et le pharynx offraient des ulcères dont la forme et l'aspect ne laissaient dans l'esprit aucun doute sur leur provenance et leur nature.

Après quinze jours de traitement par les eaux de la Dominique en boisson, en gargarismes, auxquels j'ajoutai l'usage journalier des bains alcalins, une amélioration sensible se prononça. A partir de cette époque chaque jour vit se réaliser de nouveaux progrès, qui conduisirent lentement, mais sûrement vers la santé, qui se rétablit complètement après un traitement thermal de vingt-cinq jours à Vals et de deux mois à domicile.

Ce malade buvait, chez lui, un litre d'eau de la Dominique soit pure, soit mêlée au vin à ses repas.

XXXIᵉ OBSERVATION.

M. A. Q..., du département de l'Hérault, âgé de vingt-cinq ans, d'une forte et magnifique constitution, d'un tempérament nervoso-sanguin, de passions précoces et violentes : se rendit à Vals pour consolider une santé qu'une maladie syphilitique constitutionnelle avait complètement détériorée.

Ce malade avait été successivement atteint de chancres au voile du palais, de pustules d'ecthyma syphilitique au cuir chevelu, au cou, au dos, de nombreuses ulcérations aux jambes, ainsi que de douleurs ostéocopes, etc.

A part quelques granulations au voile du palais, de quelques légéres ulcérations aux jambes et de quelques petites pustules d'ectyma aux parties antérieures et postérieures du thorax, le malade paraissait débarassé des accidents syphilitiques dont il avait été atteint, et qui avaient exigé un traitement mercuriel et ioduré long et énergique.

Voici l'état général de ce malade à son arrivée à Vals : amaigrissement squelettique, pâleur cadavérique, pouls anémique, faiblesse extrême, appétit nul, sommeil court et troublé, démarche pénible, difficile, impossible, etc.

En présence d'une constitution délabrée à ce point et des reliquats de ce cortége syphilitique, je craignis, un moment, que l'emploi de l'eau de la Dominique ne restat impuissante, et qu'une mort prochaine n'enleva le malade, qui partageait d'ailleurs mes funestes pressentiments. Il n'en fut heureusement pas ainsi.

Sous l'influence de l'eau de la Dominique en boisson — à petites doses — en gargarismes, en lavements, notre malade put, au huitième jour de son traitement hydro-minéral, se lever pour aller prendre un bain alcalin à l'établissement thermal; les fonctions digestives s'etaient ravivées, et permettaient au malade de sucer le jus de deux côtelettes de mouton et de prendre plusieurs tasses de bouillon gras par jour sans en être le moindrement incommodé.

Après vingt-un jours de l'usage de l'eau de la Dominique *intus et extra*, après avoir pris douze bains alcalins, M. A. Q... n'était plus reconnaissable, il n'était plus aussi maigre, la peau avait repris un peu d'animation, l'appétit était revenu et lui permettait de prendre impunément de bons potages, de la viande rôtie ou grillée qu'il arrosait avec quelques verres à pied de vin de Bordeaux ou de vin blanc de Frontignan.

Ce fut alors qu'une transformation complète s'opéra chez notre malade, qui m'écrivit un mois après avoir quitté Vals.

« J'ai pris, ainsi que vous me l'aviez prescrit, vingt-cinq bouteilles d'eau de la Dominique, je me sens renaître à la vie, je suis plein d'espérance ; je gagne tous les jours en force et en énergie ; l'appétit est bon, on pourrait dire excellent, les digestions sont faciles, le sommeil passable, la peau est moite et élastique, le pouls est bon et parfaitement régulier ; somme toute, je suis guéri, grâce à l'eau de la Dominique et à vos bons soins. »

REMARQUES

Avec mes confrères en hydrologie médicale, je me suis souvent servi d'expressions que recusent obstinément quelques esprits railleurs ou sceptiques, comme celles de *médication héroïque*, de *cure merveilleuse*. Or, je le demande, une cure aussi remarquable que celle que je viens de relater ne justifie-t-elle pas ces expressions ? Avec quel traitement aurait-on obtenu chez M. A. Q... un pareil résultat ? Ce n'est pas d'ailleurs le seul et unique cas extraordinaire dû à l'action de l'eau ferro-arsénicale de Vals.

Les Bordeu avaient assisté à cet ordere de faits. « Mon père, dit, dans son PRÉCIS D'OBSERVATIONS, François Bordeu, m'a assuré avoir vu quelques uns de ces pauvres malades, vrais squelettes vivants, pâles, décharnés, languissants, ayant de la peine à se soutenir, qui, par l'usage de nos eaux, reprennent peu à peu leur appétit, leurs forces et leur embonpoint. Cette vertu est une des plus remarquables et des plus anciennement connues de nos eaux. »

Il me serait facile de citer quelques faits analogues et tout aussi extraordinaires, mais il me faudrait élargir le cercle que je me suis imposé dans ce travail, cependant, je ne puis m'empêcher de consigner ici une observation qui mérite toute l'attention de mes confrères.

XXXIIᵉ OBSERVATION.

Une jeune fille du département du Gard, habitant une de ces communes où les fièvres intermittentes sont si communes, fut atteinte, à l'âge de dix-sept ans, d'une *fièvre d'accès* dont elle ne put jamais se débarrasser entièrement.

Cette jeune fille, que la *misère avait poussé à la prostitution la plus éhontée*, contracta *plusieurs affections syphilitiques qui furent toutes*, d'après la malade, *traitées et guéries empiriquement*.

Cependant, il y a deux ans, notre jeune malade fut atteinte de deux chancres au voile du palais, d'ulcérations larges et profondes au nez et d'une exostose au coronal. Des taches, sans démangeaison, apparurent sur la poitrine et au dos : ces taches squammeuses étaient rougeâtres.

Sous l'influence d'un traitement approprié, les taches, les ulcérations, les chancres avaient presque disparu, mais n'étaient pas entièrement guéris. Elle n'était, pour me servir d'une expression de la malade, que *blanchie*. C'est dans cet état que se trouvait la malade à son arrivée à Vals.

Nous constatons à première vue : amaigrissement considérable, yeux caves, éteints, pouls petit, filiforme, insomnie, digestions pénibles, difficiles, faiblesse générale, extrême, découragement, moral abattu, somme toute, état profondément cachectique.

Sous l'influence de l'eau de la Dominique, en boisson, en gargarismes, en applications, en injections, simultanément employés pendant vingt jours avec des bains alcalins, un régime tonique et l'insolation prolongée, la jeune malade vit accroître ses forces, son appétit, son sommeil, son embonpoint, sa santé et disparaître tous reliquats syphilitiques dont elle était atteinte, et qui avaient compromis essentiellement son existence.

REMARQUES

Est-il possible, en présence d'un pareil fait, de méconnaitre la puissance curative de l'eau de la Dominique dans la cachexie syphilitique, alors même que cette cachexie est encore sous la dépendance d'accidents secondaires et tertiaires ? Je m'en tiens à ces trois observations ; je pourrais les multiplier à l'infini, elles me paraissent suffisantes pour justifier et autoriser l'usage d'un moyen, que j'estime être héroïque.

Est-ce en guérissant la cachexie que nos eaux ferro-arsénicales deviennent par elles-mêmes, où seules, un puissant moyen curatif des accidents consécutifs, secondaires et tertiaires de la syphilis? On serait tenté de le penser, si de profonds observateurs n'avaient reconnu que l'arsenic pouvaient aussi être, seul, utile dans les cas de ce genre.

Je puis assurer que l'eau de la Dominique doit être regardée comme spécifique pour combattre les affections mercurielles et syphilitiques qui ont résisté à toute autre médication, alors surtout — ce qui arrive fréquemment — qu'elles ont amené une profonde détérioration de la constitution.

Comment nos eaux s'y prennent-elles pour guérir la cachexie syphilitique et la syphilis constitutionnelle elle-même? Je l'ignore. Tant de *pourquoi* et tant de *comment* sont séparés par un abîme sans fond que la science et la curiosité humaines n'ont pu combler, que moi, pauvre et obscur médecin de village, j'entreprenne de les expliquer. C'est un problème dont la solution est à trouver et que je n'entreprendrai pas de résoudre. L'expérience et l'observation sont là, comme un refuge assuré, cela me suffit.

M. le Dr Solari, *médecin du service des mœurs,* à Marseille, dit avec toute l'autorité d'une grande expérience : « Dans les affections syphilitiques tenaces de la peau, je ne ne puis trop recommander l'eau de Vals, — source Dominique — qui ne contient aucun atôme de bicarbonate de soude. Elle est sulfurique, ne présente pas le mauvais goût de l'acide sulfhydrique et contient du fer et de l'arsenic en très faible proportion. »

« Il y a donc en elle *les éléments capables de détruire les affections estimées rebelles.* »

Il est par moi reconnu que la cachexie syphilitique si rebelle parfois aux médications réputées, à juste titre, les plus puissantes, cèdent ordinairement, dans un temps relativement court, à l'action de l'eau de la Dominique, et de plus, y cèdent d'une manière définitive, ce qui n'arrive guère, ainsi que le savent tous les praticiens pour les traitements ordinaires avec lesquels on est obligé de poursuivre les récidives, le plus souvent, pendant plusieurs années. Et comme les médications anti-syphilitiques, même les plus prudemment administrées, ne sont pas exemptes d'inconvénients, quand elles sont prolongées pendant longtemps, il en résulte que l'eau de la Dominique est la médication préférable, car elle peut être continuée indéfiniment sans aucun inconvénient pour la constitution, et presque toujours, au contraire, avec avantage.

CACHEXIE SCROFULEUSE.

Sans être aussi frappante dans les cas de cachexie scrofuleuse, l'eau de la Dominique possède une action des plus avantageuses contre cette opiniâtre maladie. Tous les scrofuleux que nous avons pu soumettre à l'usage de cette eau en ont éprouvé les meilleurs résultats, et chez plusieurs d'entre eux toutes les apparences extérieures de l'affection se sont dissipées, mais il est inutile de dire que, pour obtenir des effets durables, la médication devra être longue et prolongée.

Est-ce en tonifiant l'organisme, en modifiant profondément les conditions de vitalité, ou bien est-ce à une action spéciale que l'eau de la Dominique doit ses propriétés curatives de l'affection scrofuleuse? Ce n'est pas ici que cette question peut être agitée, elle exige, pour être convenablement étudiée, des connaissances que je ne possède pas. L'expérience clinique a définitivement prononcé ses arrêts; je m'en rapporte à elle.

Toutes les manifestations de la scrofule, soit qu'elles se présentent sur la peau sous forme d'éruptions vésiculeuses, pustuleuses, squammeuses, ulcéreuses, etc.; soit qu'elles se développent sur les membranes muqueuses, ozène, kératrite ulcéreuse, écoulement leucorrhéique, muscoso-purulent, etc.; soit sur le système lymphatique, en donnant lieu à des engorgements indolents, à des ulcérations plus ou moins profondes, avec trajet fistuleux et suppuration interminable, etc. ; soit sur les parties solides, en produisant le ramollissement des os, l'inflammation du périoste, la nécrose, la tumeur blanche, l'engorgement du tissu spongieux des extrémités des os longs, etc.; disparaissent le plus souvent avec assez de facilité sous l'influence de l'eau de la Dominique *intus et extra*, quand elles sont peu intenses; mais s'il s'agit d'engorgements indolents, d'adénites strumeuses non suppurées, de lésion des os ou des articulations n'ayant pas encore provoqué la suppuration, le traitement hydro-minéral peut n'avoir qu'une action restreinte, et dans tous les cas doit être renouvelé plusieurs saisons pour déterminer la guérison ou produire une amélioration durable.

Les enfants atteints de cet état particulier de l'organisme, connu sous le nom de *lymphatisme,* et qu'on a l'habitude d'envoyer de préférence aux bains de mer sont rapidement reconstitués par un séjour plus ou moins prolongé dans notre vallée, et par l'usage de l'eau de la Dominique, et surtout par l'emploi des bains de l'eau de la Saint-Louis, des douches générales froides, tièdes, écossaises, etc.

En résumé, l'eau ferro-arsénicale de Vals réussit alors que les toniques, les amers, les ferrugineux, les préparations d'iode, les huiles de foie de morue, de raie, ont complètement échoué. C'est un fait définitivement acquis à la science, que mes confrères en hydrologie se pénètrent bien de cette vérité et qu'ils m'aident à la vulgariser.

J'ai obtenu quelques guérisons remarquables chez des jeunes filles non encore menstruées, ces jeunes malades étaient atteintes de nombreuses tumeurs ganglionnaires ulcérées ou des gonflements osseux avec carie. Chez une d'elles, la maladie scrofuleuse existait depuis dix ans, elle avait résisté à toute sorte de médication. Des ulcères, des fistules étaient ouverts sous les aisselles, autour du cou et des clavicules; une autre portait depuis cinq ans une carie du sternum; elle avait eu antérieurement des abcès scrofuleux aux bras et aux jambes, au cou, etc.; une autre avait le long de la colonne vertébrale trois abcès avec fistules. Ces trois jeunes malades étaient parvenues à un degré d'épuisement et de marasme qui laissait peu de chances pour une guérison.

L'amélioration, chez ces trois malades, s'est prononcée à Vals même, c'est-à-dire en vingt jours, elle s'est continuée à domicile, et a fini par devenir radicale du troisième au septième mois; il est vrai de dire que le traitement par l'eau de la Dominique employée à domicile était secondé, autant que possible, par un changement complet dans le régime alimentaire et par un genre de vie mieux entendu.

Il faut savoir attendre, persévérer dans le traitement pour obtenir une guérison durable; ici, en effet, il n'y a pas seulement à combattre les effets du mal, mais encore à apporter une modification profonde dans la constitution des malades.

Quelques essais heureux m'avaient fait concevoir l'espoir que nos eaux ferro-arsénicales pourraient être utilement employées, au moyen du pulvérisateur de M. Sales-Girons, contre les affections scrofuleuses du poumon, j'ai été obligé, à cause de mes nombreuses occupations, de suspendre ces essais. J'espère les reprendre cette année. Aussitôt que le je pourrai, j'en ferai connaître les résultats.

Depuis un an, notre station s'est enrichie d'une source qui possède les mêmes propriétés physiques, chimiques et thérapeutiques de la Dominique. C'est la Saint-Louis. L'eau de cette source est à l'étude. Tout nous fait espérer qu'elle se montrera la rivale de la Dominique dans toutes les affections que nous venons d'étudier d'une manière incomplète, à la vérité, mais assez étendue pour donner à nos confrères une idée des vertus thérapeutiques de cette source précieuse.

SUPPLÉMENT.

XXXIIIᵉ OBSERVATION.

« Depuis quelques années, Mᵐᵉ D... a été atteinte, à plusieurs reprises, d'irritations violentes de l'estomac et des intestins caractérisés par des douleurs très intenses, des vomissements, des alternatives de diarrhée et de constipation, des régurgitations acides, une dyspepsie opiniâtre, une tendance marquée vers l'hypocondrie. »

« Au commencement de cette année, la scène pathologique a changé de siége, le principe morbifique s'est porté à la muqueuse digestive sur le tégument externe. Une éruption eczémateuse s'est manifestée à la face et à la région cervicals. Le caractère essentiel de cette éruption est une hyperchrisie des papilles nerveuses du derme qu'accusent des démangeaisons vives et parfois insupportables, c'est une véritable complication prurigineuse. Cette affection herpétique a suivi son cours avec une remarquable ténacité, et n'a paru céder pour le moment que pour revenir opiniâtrement. »

« Bien des traitements ont été mis en usage, j'ai insisté principalement sur l'emploi des alcalins et de la médication arsénicale, lesquels ont produit réellement des effets avantageux ; cependant, depuis deux mois, les rougeurs s'étaient effacées et le prurit avait disparu, mais depuis les fortes chaleurs il y a eu une nouvelle récidive. Je pense que les eaux de Vals pourront être employées avantageusement contre cette affection. »

Sous l'influence de l'eau de la St-Louis, en boisson, en lotions, en application, de quelques bains alcalins prolongés, il se développa d'abord une assez vive démangeaison autour des points malades et une grande sur le reste de la peau. Bientôt l'éruption s'affaissa, devint moins intense et finit par disparaître complètement.

Cette guérison s'est maintenue, elle paraît radicale.

XXXIVᵉ OBSERVATION.

« A la suite d'affections morales tristes, M. L... fut atteint, il y a cinq ou six ans, de désordres graves dans les fonctions digestives, l'appétit se perdit, des douleurs sourdes se manifestèrent à l'épigastre, le travail de la digestion devint lent et pénible, s'accompagnant parfois d'une diarrhée lien-

térique ; à cet état, venait se joindre de temps en temps un mouvement fébrile marqué par une chaleur acre, une grande fréquence de pouls et une
sommolence profonde. Bientôt après survint une teinte ictérique de la peau
produite par un engorgement hypertrophique. Un régime et un traitement
appropriés dissipèrent ces accidents et amenèrent une amélioration notable.
Mais le défaut de persévérance dans l'emploi de ces moyens détermina, à
des intervalles plus ou moins éloignés, des rechutes successives, et il résulte de là un vice profond dans la nutrition et un amaigrissement progres-
sif qui a été jusqu'à l'émaciation. »

« Dans ces derniers temps, une diarrhée colliquative, qui s'est prolongée pendant plusieurs mois, a contribué à aggraver encore l'état du malade.
En dernier résultat, l'anémie s'est déclarée et a amenée l'infiltration œdé-
mateuse des membres inférieurs. »

« J'ai conseillé au malade l'usage des eaux de Vals, en le recommandant
aux bons soins du docteur Tourrette. »

Après avoir bu pendant vingt-un jours de l'eau de la St-Louis à dose
modérée, et avoir pris dix-huit bains alcalins au *Nouvel Etablissement
thermal,* les digestions se régularisèrent, le flux diarrhéique cessa, et la
seule trace qui restât de cette grave maladie consistait en une teinte pâle
et subictérique.

XXXVe OBSERVATION.

M. D... habite une petite ville du Gard, il est âgé de quarante-trois
ans, son tempérament est nervoso-sanguin, sa taille est petite, sa constitution frêle, il est d'un naturel originairement irritable ; à part quelques
névralgies faciales assez douloureuses, il ne se rappelle pas d'avoir jamais
subi d'atteintes graves, il mène une vie sédentaire, passe de longues heures
au lit, et boit assez souvent du café et des boissons stimulantes.

Vers la fin de 1864, M. D... fut pris, à la suite d'un séjour d'une se-
maine sur les bords de la mer, — Aigues-Mortes — d'une fièvre intermittente quotidienne, qui céda en cinq jours à l'emploi du sulfate de quinine.

La cessation des accès ne se prolongea pas au-delà de quinze jours. Cette
fois, les accès, qui étaient d'abord de six heures, furent de douze.

La quinine, employée avec méthode et persévérance, n'amena aucun bon
résultat.

Cependant, sous l'influence de la quinine, les accès prirent un type différents, ils ne venaient que tous les huit jours.

Quinine, purgatifs, vomitifs, remèdes de bonnes-femmes, tout a échoué. La fièvre datait de trois ans quand M. D... arriva à Vals.

L'emploi prolongé à Vals et à domicile de l'eau de la St-Louis a triomphé de cette fièvre qui menaçait de se perpétuer, et qui avait jeté le malade dans un état cachectique des plus prononcés.

XXXVIᵉ OBSERVATION.

Mᵐᵉ T... a eu cinq enfants en cinq ans de mariage, ses couches ont toutes été longues et laborieuses. Avant son mariage, Mᵐᵉ T... avait gardé les fièvres intermittentes pendant deux ans, elles furent excessivement tenaces, depuis, elles ont repris sous différents types, avec des accès plus ou moins violents, et d'une durée plus ou moins longue, sous l'influence d'une émotion vive et d'une fatigue prolongée. Aujourd'hui les accès reviennent tous les huit jours.

On a employé, pour enrayer la marche de cette maladie, tous les fébrifuges vantés et connus.

Le médecin qui m'adressait cette intéressante malade me disait : « Les accès fébriles apparaissent *infailliblement* sous le coup d'une fatigue quelconque. Avis donc lorsque la malade sera arrivée à Vals après un long voyage.»

Mᵐᵉ T... supporta merveilleusement les fatigues du voyage. Le jour même de son arrivée, elle commença son traitement qu'elle continua vingt jours avec persévérance et une ponctualité auxquelles ces sortes de malades nous ont peu habitué.

Pendant tous les jours de son séjour à Vals, Mᵐᵉ T... but deux litres d'eau de la St-Louis, un le matin à jeûn ou à trois heures après midi et l'autre à ses repas mêlé avec du vin de Bordeaux.

Sous l'influence de ce simple traitement, Mᵐᵉ T... n'éprouva pas le moindre ressentiment d'accès de fièvre, elle fut guérie et est restée guérie.

Si, comme le supposent quelques médecins, les fièvres intermatiques, ayant résisté à toute médication, disparaissent avec le changement de climat par la soustraction de la cause incessante et extérieure, les deux malades auraient repris la fièvre à leur arrivée chez eux, comme dans le cas suivant qui sera une nouvelle preuve de la supériorité de nos eaux sur leurs rivales.

XXXVIIᵉ OBSERVATION.

Honoré confrère,

« J'ai l'honneur de vous adresser une jeune femme atteinte depuis vingt mois d'une fièvre réfractaire à toute médication. La quinine donnée à plusieurs reprises a été impuissante à l'en débarrasser; elle a pris les eaux de Luchon et celles d'Encausse sans succès.

« Après quelques jours de séjour dans ces deux stations thermales, les accès fébriles disparurent, mais arrivée ici, ils reparurent presque instantanément. Je pense que les eaux de la Dominique prises sous votre habile direction feront ce que n'ont pu faire deux stations thermales réputées spécifiques pour ce genre de maladies.

Recevez, etc.

Dr B...

Mme T..., âgée de vingt-cinq ans, tempérament nerveux, constitution délicate, mariée et déjà mère de quatre enfants, contracta, après sa dernière couche, une fièvre intermittente quotidienne, dont les accès furent souvent enrayés, mais jamais radicalement arrêtés, par les préparations quiniques.

A la suite des divers traitements, des accidents dyspeptiques caractérisés par des douleurs gastralgiques atroces et des vomissements incoercibles éclatèrent avec une violence inouïe — expressions de la malade, — ces accès étaient si atroces qu'ils occasionnèrent plusieurs fois des mouvements convulsifs dans les membres.

L'opium, sous toutes les formes, la belladone, la valériane, les bains, l'homéopathie, l'hydrothérapie furent tour-à-tour dirigés pour combattre les phénomènes dyspeptiques et les troubles nerveux, rien ne réussit.

Les accès fébriles cèdent facilement au sulfate de quinine, mais sous l'influence de cet antidote, les troubles nerveux, les accidents dyspeptiques s'aggravent. C'est un cercle vicieux dans lequel cette malade se trouve renfermée et dont elle ne peut sortir.

A son arrivée à Vals, la malade se trouve dans un moment de rémission, à part les accidents dyspeptiques qui persistent à un moindre degré elle n'éprouve que quelques troubles nerveux partant de la région cervicale.

Je prescris six demi-verres d'eau de la Saint-Louis le matin et quatre le soir, un bain alcalin le matin et une douche froide le soir.

Sous l'influence de ce traitement continué pendant vingt-un jours, la malade éprouva une amélioration telle qu'elle comprit que nos eaux seraient victorieuses d'une affection qui lui avait fait craindre un véritable et durable retour à la santé.

Mme T... m'écrivit trois mois après avoir quitté Vals; elle ne tarissait pas dans ses éloges sur l'efficacité de nos eaux. « Chose remarquable ! disait la malade, j'ai été guérie à la fois, de ma fièvre, des accidents de l'estomac et de mon affection nerveuse. »

REMARQUES.

Mme T... était évidemment chloro-anémique et névropathique, si on peut se servir de cette dernière expression.

Le premier effet de l'eau de la Saint-Louis fut de provoquer un peu d'appétit, de régulariser petit à petit les digestions. Quand, au bout de huit à dix jours, la malade put manger et digérer, elle constata un bien-être général qu'elle n'avait pas éprouvé depuis longtemps. La confiance fit comme l'appétit; elle se ranima; alors tout marcha à merveille.

Quoique je donne rarement d'explication, je crois devoir en donner une en cette circonstance.

Pour faire disparaître les accès fébriles, il fallait non-seulement agir contre eux, mais encore contre les accidents dyspeptiques et nerveux que ces accès et l'abus du sulfate de quinine avaient provoqués et entretenus, et qui à leur tour provoquaient et entretenaient l'état névropathique et chloro-anémique dans lequel était plongé cette intéressante malade; c'est ce résultat qu'obtiennent ordinairement nos eaux ferro-arsénicales quand elles sont employées par une main habile.

Nous pourrions multiplier les observations de ce genre, celle-ci nous paraît suffisante.

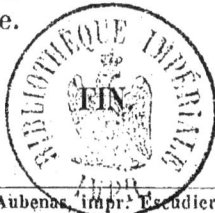

FIN